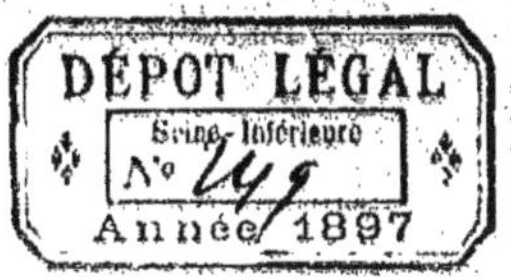

TRAITEMENT DES FIBROMES

DE LA

PAROI ABDOMINALE ANTÉRIEURE

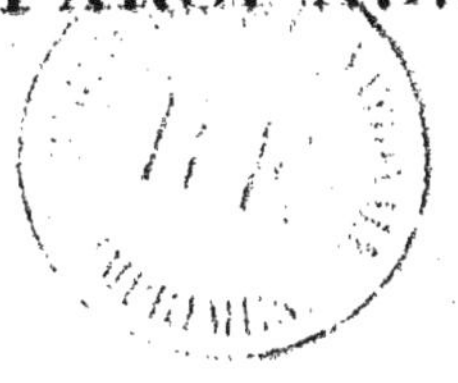

PAR

Le Dr Jules NOIROT

Ancien externe des hôpitaux de Paris
Ancien interne des hôpitaux du Havre

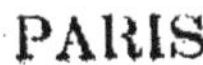

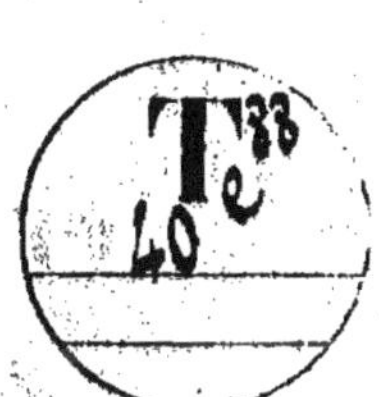

PARIS
G. STEINHEIL, ÉDITEUR
2, RUE CASIMIR-DELAVIGNE, 2
1897

TRAITEMENT DES FIBROMES

DE

LA PAROI ABDOMINALE ANTÉRIEURE

IMPRIMERIE LEMALE ET Cie, HAVRE

TRAITEMENT DES FIBROMES

DE LA

PAROI ABDOMINALE ANTÉRIEURE

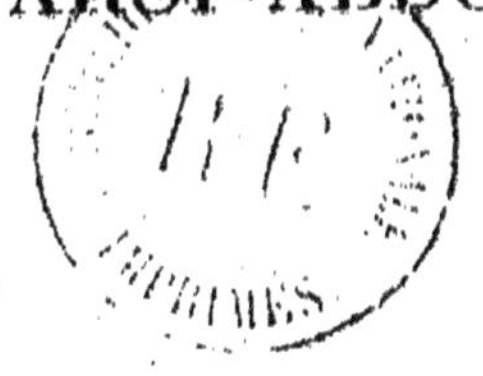

PAR

Le Dr Jules NOIROT

Ancien externe des hôpitaux de Paris
Ancien interne des hôpitaux du Havre

PARIS

G. STEINHEIL, ÉDITEUR

2, RUE CASIMIR-DELAVIGNE, 2

1897

A MA MÈRE

Témoignage de ma profonde reconnaissance.

TRAITEMENT DES FIBROMES

DE

LA PAROI ABDOMINALE ANTÉRIEURE

INTRODUCTION

L'étude des tumeurs fibreuses de la paroi abdominale est de date relativement récente ; la première observation a été publiée en 1850 par Sappey, suivie à un court intervalle d'un autre fait dû à Limauge de Bruxelles. La même année Langenbeck faisait connaître deux cas semblables. Depuis lors, les travaux se sont accumulés sur ce sujet ; aussi les fibromes de la paroi abdominale, appelés *tumeurs péripelviennes* par Nélaton, *tumeurs de la fosse iliaque* par Huguier, sont aujourd'hui des tumeurs bien connues quant à leur nature et à leur évolution.

Mais le traitement qu'il convient de leur appliquer est encore discuté. Leur voisinage du péritoine, l'adhérence qu'ils contractent souvent avec lui, avaient fait considérer leur ablation comme très dangereuse par les anciens chirurgiens, qui regardaient la séreuse péritonéale comme un véritable noli me tangere. Des opérateurs audacieux, Langenbeck en 1850, Esmarch en 1856, n'avaient pas craint d'ouvrir la cavité abdominale pour extirper complètement des fibromes de la paroi, mais leurs malades étaient morts de péritonite. Aussi ce n'est que du jour où les chirurgiens furent en possession de méthodes thérapeutiques leur permettant d'assurer la sécurité des opérés, que les fibromes furent bien étudiés. C'est uniquement aux méthodes antiseptique et aseptique que la chirurgie abdominale doit son apparition et le développement considérable qu'elle a atteint à notre époque. Il en fut des tumeurs de la paroi abdominale comme des tumeurs de l'utérus et des ovaires, et les faits heureux d'ablation totale donnèrent raison aux partisans d'une intervention précoce et radicale. Aux observations cliniques vinrent se joindre des preuves tirées de l'expérimentation sur les animaux ; Sänger et Sklifossowski ont montré ainsi qu'on pouvait réséquer une large surface de la paroi abdominale sans porter un préjudice considérable aux mouvements physiologiques de l'intestin.

Le premier travail d'ensemble paru sur les fibromes de la paroi abdominale est la thèse de Bodin (1860) qui expose les idées de Huguier, et reflète les opinions émises à la Société de chirurgie l'année précédente au cours d'une discussion à laquelle prirent part Verneuil, Chassaignac et Michon. A l'étranger c'est la thèse de Cornils (Kiel, 1865) qui marque le commencement des études sur les fibromes, peu de temps après sont publiées deux leçons importantes de Buntzen et de Boye, chirurgiens danois. En France, paraissent les cliniques de Nélaton, les observations de Gosselin, de Letailleur d'Alençon, de Chairou, de Panas ; à l'étranger, Baker-Brown, Billroth, Suadicani apportent des documents nouveaux.

Salesses en fait le sujet de sa thèse inaugurale (Paris, 1876). L'année suivante M. Guyon rapproche les fibromes de la paroi abdominale des fibromes de la région cervico-dorsale et édifie sur leur nature une théorie nouvelle. Puis une nouvelle période commence avec les thèses de Guerrier, de Damalix, le mémoire de Terrillon et se termine par la monographie de Labbé et Rémy (1886). Ce dernier travail, basé sur l'analyse de près de cent observations, est une étude approfondie de toutes les questions relatives aux fibromes de la paroi abdominale et règle définitivement un certain nombre de points restés jusque-là en litige. Depuis lors les thèses de Haquin, Loisnel, Turner, les communications faites dans le Congrès français de chirurgie, les discussions à la Société de chirurgie ont maintenu l'attention sur cette question.

Cependant malgré les nombreux travaux dont s'est enrichie depuis trente ans la bibliographie des tumeurs fibreuses de la paroi abdominale, malgré leur valeur, il nous a semblé que le sujet n'était point épuisé.

Ayant eu l'occasion d'observer au cours de notre internat en chirurgie à l'Hôpital général du Havre un fibrome de la paroi abdominale dont l'extirpation, en dépit des symptômes extérieurs fournis par la tumeur, donna lieu à une véritable laparotomie, nous avons résolu à propos de ce cas de prendre pour sujet de notre thèse inaugurale le traitement des fibromes de la paroi abdominale antérieure. Quelques observations récentes communiquées à la Société de chirurgie par Kirmisson, Reclus, Quénu, les faits rapportés aux Congrès français de chirurgie par Ledru, Témoin, Hassler, nous ont permis de réunir un certain nombre de cas nouveaux, de les discuter, et en les rapprochant des observations antérieures, d'en tirer des conclusions pour les indications opératoires.

Nous remercions vivement M. le professeur Tillaux du grand honneur qu'il nous a fait en acceptant la présidence de notre thèse inaugurale.

DÉLIMITATION ET DIVISION DU SUJET

Avant d'aborder le sujet même de notre thèse, c'est-à-dire le traitement des fibromes de la paroi abdominale, nous avons pensé qu'un résumé des connaissances que l'on possède actuellement sur ces tumeurs, ne pourrait qu'être utile pour la compréhension des divers procédés employés pour leur ablation. C'est de la nature même des fibromes, de leur siège et de leurs connexions anatomiques que l'on doit déduire leur traitement.

Nous ferons ensuite en entier l'historique des divers modes de traitement mis en œuvre depuis les sétons, la section du pédicule, toutes pratiques tombées actuellement en désuétude, jusqu'aux deux méthodes aujourd'hui en vogue, l'extirpation incomplète et l'extirpation complète. Nous exposerons les expériences de Sklifossowski et de Sänger qui ont apporté des preuves convaincantes en faveur de l'intervention radicale.

Les indications et contre-indications opératoires tirées de l'âge des malades, de leur état général, de la marche progressive des fibromes, de la transformation possible de ces tumeurs en tumeurs essentiellement malignes seront ensuite discutées.

Le manuel opératoire est celui de toute laparotomie. Nous insisterons sur ce point, pour prévenir le chirurgien, que la tumeur, malgré son extrême mobilité et son énucléation apparente des plans sous-jacents, est le plus souvent adhérente au péritoine, et que dès lors la moindre faute d'antisepsie peut déterminer une péritonite mortelle.

Les complications opératoires peuvent être immédiates : ce sont l'hémorrhagie et la péritonite. L'éventration est la seule complication éloignée qui puisse assombrir l'avenir des opérés, encore n'est-elle pas fatale et souvent curable.

Nos conclusions seront plus audacieuses que celles des auteurs qui nous ont précédé ; ayant la conviction que toute laparotomie, et nous prenons le cas le plus grave, est absolument bénigne quand elle est pratiquée suivant les règles strictes de l'asepsie, nous conseillons l'ablation précoce et complète de tout fibrome de la paroi abdominale antérieure.

CHAPITRE PREMIER

Étude générale sur les fibromes de la paroi abdominale antérieure.

Les fibromes de la paroi abdominale sont une affection rare ; ils s'observent presque exclusivement chez des femmes et surtout à la période de l'activité sexuelle, si bien que Nélaton a pu dire que seules les femmes étaient atteintes de fibromes de la paroi abdominale. Cependant les observations de Sappey, Limauge, Paget, Verneuil, Tillaux et Hassler qui ont opéré des tumeurs semblables chez des hommes, montrent ce qu'il y a de trop absolu dans cette affirmation. Les enfants eux-mêmes ne sont pas à l'abri de ces néoplasmes : M. Témoin a communiqué au Congrès français de chirurgie en 1893 l'observation d'une tumeur fibreuse développée chez un enfant âgé de 2 ans ; M. Kirmisson en 1889 avait présenté à la Société de chirurgie un fibrome calcifié de la paroi abdominale pesant plus d'un kilogramme et demi, extirpé à un jeune homme de 18 ans, chez lequel il était apparu deux ans auparavant. Les vieillards peuvent quelquefois aussi être rencontrés porteurs de semblables tumeurs : c'est ainsi que Després a opéré en 1878, à l'hôpital Cochin, une vieille femme de 80 ans ayant un fibrome de 4 kilogr. Mais ces faits sont des exceptions, et le relevé des observations montre que les fibromes de la paroi abdominale sont l'apanage presque exclusif des femmes à la période de l'activité sexuelle.

Il en résulte que si l'on ne peut rattacher l'apparition de la tumeur à une cause unique, l'état puerpéral, on ne peut d'autre part nier la valeur des chiffres et regarder comme une simple coïncidence la grossesse et le développement de ces tumeurs. Par le fait de la distension des parois abdominales sous l'influence de l'utérus gravide, il est probable qu'il se produit dans la couche musculo-aponévrotique une éraillure, une petite rupture musculaire qui est le point de départ de la néoplasie. Cette évolution du tissu cicatriciel peut être comparée aux cals exubérants des fractures, ou aux chéloïdes qui se développent sur les bords des cicatrices cutanées.

D'autres auteurs ont incriminé les efforts violents que fait la femme au cours de l'accouchement, qu'ils regardent comme susceptibles de produire une rupture musculaire. Les traumatismes ont été aussi mis en cause; cette conception a été développée par Herzog qui s'appuie sur les observations de Paget, Ebner et sur un fait qui lui est personnel.

Les tumeurs fibreuses de la paroi abdominale sont habituellement uniques. Elles peuvent se rencontrer dans toutes les régions de la paroi antéro-latérale de l'abdomen, à l'épigastre, à l'aine, près du pubis, près de l'arcade crurale ; mais leur siège de prédilection est au niveau des fosses iliaques, au-dessus de l'arcade de Fallope, en dedans et un peu au-dessus de l'épine iliaque antéro-supérieure. Quant à savoir aux dépens de quel tissu elles se développent, l'examen anatomique ne l'a pas encore nettement démontré Huguier, Nélaton, se basant sur l'insertion du pédicule en un point osseux du bassin, donnaient aux fibromes une origine périostique ; mais ce pédicule n'existe pas. S'il est vrai qu'à l'examen clinique de la tumeur on ait la sensation de cordons détachés du néoplasme et de pédicule s'y rattachant, l'extirpation montre que c'est là une fausse interprétation de ses perceptions : les constatations successives de Péan, Bard, Nicaise, Tillaux et Labbé prouvent que cette sensation est due à l'existence de brides de nature musculaire, tendineuse ou aponévrotique. Dans notre observation personnelle cette erreur clinique a été nettement démontrée au cours de l'opération, pendant laquelle on a constaté la présence de nombreuses bandes musculaires du grand oblique allant de la tumeur à l'épine iliaque antéro-supérieure.

Les fibromes ont un volume variable, depuis celui d'une noix jusqu'à celui d'une tête d'adulte ; Rokitansky a extirpé un fibrome qui descendait jusqu'aux genoux, il dut faire une incision longue de 30 centim. pour l'extraire.

Leur forme est ovalaire et arrondie, leur surface est lisse, rarement mamelonnée ; dans quelques cas on a vu la tumeur étranglée à sa partie médiane, ressemblant à un sablier.

Leur poids est en rapport avec le volume, variant depuis 150 gr., jusqu'à 4 et 5 kilogr.

Les fibromes sont des tumeurs bien circonscrites, souvent encapsulées, faciles à décortiquer. La coupe présente un aspect blanc grisâtre ; le tissu est dur, condensé, formé par des fibres disposées, soit concentriquement par rapport à un ou plusieurs noyaux, soit irrégulièrement, se coupant sous des angles divers. Ces tumeurs sont peu vasculaires et ne fournissent au raclage, ni suc, ni sang.

Histologiquement ces tumeurs sont des fibromes purs dans la majorité des cas ; elles sont formées de faisceaux de tissu conjonctif séparés par des cellules connectives aplaties. Parfois on a trouvé au milieu des portions fibreuses des îlots de cellules rondes, granuleuses, sans noyau, qui sont des cellules embryonnaires. Dans une tumeur enlevée par Trélat, à côté de fibres flexueuses, on remarquait un stroma d'éléments embryonnaires, fusiformes, parsemé d'abondants orifices vasculaires contenant du sang. La présence de ces cellules embryonnaires aggrave singulièrement le pronostic, car on a affaire alors à un fibro-sarcome, tumeur maligne et envahissante.

Quant à la situation du fibrome par rapport aux différents plans qui composent la paroi abdominale, elle est également sujette à des variations. Ils peuvent être : 1° sous-cutanés ; 2° intra-pariétaux, c'est-à-dire au-dessous de l'aponévrose du grand oblique, dans l'épaisseur des muscles ; 3° juxta-pariétaux, adhérents au péritoine. C'est la classification adoptée par M. Segond dans une leçon clinique faite à La Charité en 1888.

Si les observations de fibromes de la paroi abdominale sont relativement rares, leur lecture montre qu'elles se ressemblent toutes. Les mêmes signes physiques s'y trouvent décrits avec une étonnante identité ; il en est de même des sensations éprouvées par les malades. Leur début passe souvent inaperçu, et c'est par hasard que les malades les découvrent, alors que leur développement est déjà considérable. Le plus souvent l'état général des malades est excellent ; ce sont des femmes mères d'un ou de plusieurs enfants, robustes et ne présentant aucune tare constitutionnelle ; leur visage n'a pas cette teinte jaune paille qui à elle seule éveille l'idée d'une tumeur maligne.

Les règles sont normales, régulières ; mais ce n'est pas là un symptôme immuable et la menstruation est parfois troublée. Loisnel rapporte dans sa thèse, qu'il a observé une malade de M. Tillaux, chez qui les règles supprimées pendant deux ans et demi furent suivies à quelques jours d'intervalle d'une perte continue qui dura vingt et un jours. Un autre fait, digne de remarque et assez fréquent, c'est la sensibilité plus grande et l'accroissement plus rapide du néoplasme au moment des époques menstruelles et pendant la grossesse. Mais à mesure que la tumeur augmente de volume les troubles fonctionnels deviennent plus marqués ; le plus fréquent est la douleur. Celle-ci peut avoir des manifestations diverses : tantôt elle est lancinante, elle a pour siège la tumeur même ; tantôt elle s'irradie dans les régions voisines, dans ce cas elle est ou continue, ou intermittente, à forme névralgique ; son intensité était telle chez un malade de M. Tillaux qu'elle provoquait des crises nerveuses violentes. C'est dans la cuisse que s'irradient le plus souvent ces douleurs, s'accompagnant de fourmillements dans la partie inférieure de la jambe.

La peau qui recouvre la tumeur a une coloration normale, sans connexion avec le néoplasme. Cependant il n'est pas rare de voir se dessiner à sa surface des sinuosités bleuâtres formées par les veines dilatées et multipliées ; à la période avancée de la maladie on a même noté des ulcérations cutanées recouvertes de croûtes brunâtres tranchant sur la coloration violacée de la peau.

La palpation généralement indolente fait sentir une tumeur lisse, résistante, rarement lobulée. Quand on veut contourner profondément la tumeur, les doigts sont arrêtés par les muscles qui l'englobent, mais si le ventre est devenu très flaccide, comme cela s'observe à la suite des grossesses, on peut la circonscrire entre les deux mains en refoulant les parois musculaires. Quelquefois il semble qu'on puisse l'énucléer, la main s'engageant entre elle et les parties profondes. La tumeur est très mobile, on peut la déplacer dans tous les sens, la traction et la palpation combinées permettant de sentir que les muscles sont en rapport plus ou moins direct avec elle. « On sent ceux-ci se tendre quand on la soulève, et si elle n'est pas éloignée du squelette, on voit les tendons et les fibres musculaires former une corde, qu'on a prise si souvent pour un pédicule. » Labbé.

Ce pédicule donne la sensation d'une bandelette résistante, plus ou moins large qui semble relier le fibrome à un point osseux du bassin ; le plus souvent c'est à l'épine iliaque antéro-supérieure, d'autres fois à l'épine pubienne, ou au rebord inférieur des fausses côtes que ce pédicule semble prendre attache ; il est toujours unique, bien que Bodin rapporte dans sa thèse un cas où par le palper on avait la sensation de deux pédicules, l'un s'insérant à l'épine iliaque et l'autre à l'épine du pubis.

Ces tumeurs si mobiles quand la paroi abdominale est relâchée, deviennent absolument immobiles dès qu'elle se contracte ; c'est là un signe pathognomonique de leur siège. On provoque facilement ce symptôme soit en faisant asseoir le malade, soit en le laissant couché et en lui demandant de raidir son ventre ou de faire des efforts. En même temps que la tumeur s'immobilise on la voit s'enfoncer dans le ventre ou devenir plus saillante suivant qu'elle siège dans une couche plus ou moins superficielle. Mais ce signe n'est pas suffisant pour diagnostiquer le siège exact des fibromes. M. Péan en expose ainsi les raisons anatomiques et physiologiques. « La multiplicité des feuillets qui composent les parois abdominales ; la disposition étalée et la superposition des plans musculaires ; la minceur et les connexions intimes que présentent entre elles les aponévroses ; l'inextensibilité due à l'exceptionnelle fixité de ces organes qui sont adhérents par chacun de leurs bords, inextensibilité qui ne se laisse vaincre que dans de faibles limites par l'expansion d'une tumeur développée entre des plans continus, tandis que, par leur fixité, ces plans s'opposent à ce que la main de l'observateur puisse les écarter ou les soulever ; une quasi-unité d'action de ces mêmes organes qui fait que, même dans l'état physiologique, il est difficile d'apprécier par la vue et par le palper les contractions particulières de chaque muscle : telles sont les causes qui s'opposent le plus à la précision de l'examen. »

Les fibromes de la paroi abdominale peuvent dès leur apparition se développer progressivement et atteindre en peu de temps un volume considérable, ou bien rester stationnaires pendant de longues années pour acquérir ensuite rapidement un poids énorme. Cette évolution en deux temps est évidente dans les deux observations rapportées par Langenbeck en 1850 et dans les cas de Letailleur, de Terrillon et de Labbé. Sous quelle influence se fait cet accroissement rapide ? La question n'est pas encore résolue, bien que dans nombre d'observations c'est la grossesse qui doive être incriminée. Quand les fibromes commencent à grossir, ils ne s'arrêtent plus dans leur marche et produisent une gêne considérable par leur volume et par leur poids.

La généralisation de la tumeur n'a jamais été observée ; c'est en vain qu'on explore les aines, on n'y trouve pas de ganglions hypertrophiés. Il a pu exister simultanément plusieurs fibromes ; Huguier et Grätzer ont observé deux fibromes simultanés. Dittel (1867) a vu un deuxième fibrome survenir plusieurs années après le premier.

Si le plus souvent l'examen de la tumeur, l'étude de son évolution permettent de reconnaître sa nature et son siège, il y a des cas où le diagnostic différentiel présente des difficultés. Quelquefois ce sont des tumeurs de la paroi elle-même qui ont prêté à la confusion, ainsi : les hématomes, les hernies musculaires, les lipomes profonds, les tumeurs malignes, et enfin les tumeurs syphilitiques tertiaires. Mais pour différencier ces tumeurs des fibromes, on constatera qu'elles n'ont ni la même évolution, ni la même consistance, ni les mêmes caractères cliniques, et dans le doute, au sujet d'une gomme syphilitique, un traitement approprié trancherait la question. Les tumeurs de la cavité abdominale, notamment les kystes de l'ovaire, les tumeurs de l'épiploon, du foie, les fibromes utérins sont d'un diagnostic plus difficile. Le toucher vaginal faisant constater l'intégrité et l'indépendance de l'utérus et des ovaires permet d'éliminer les néoplasmes qui seraient sous la dépendance de la matrice et de ses annexes. Les tumeurs du foie ont des signes particuliers, provoquent des troubles fonctionnels caractéristiques et jouissent plus que les autres tumeurs de la propriété de se déplacer pendant les mouvements respiratoires. L'hypertrophie de la rate est remarquable par le bord tranchant de l'organe que l'on peut mobiliser ou saisir chez des sujets amaigris. Cependant la variabilité des symptômes n'a pas toujours permis à des cliniciens expérimentés de porter un diagnostic précis, c'est ainsi qu'un certain nombre de fibromes de la paroi n'ont été reconnus que pendant l'opération; au lieu et place d'un fibrome, Rokitansky avait diagnostiqué un kyste ovarien, Labbé un cancer du foie.

CHAPITRE II

Historique des divers modes de traitement.

L'extirpation totale fut d'abord le seul traitement appliqué aux premiers fibromes de la paroi abdominale qui aient été observés et diagnostiqués; c'est la conduite que suivirent Sappey, Limauge, Langenbeck, qui, en 1850, firent paraître les premières observations de ces tumeurs. Bouchacourt en 1851, Santesson en 1855, Paget en 1856 vinrent ensuite apporter de nouveaux cas dans lesquels ils avaient pratiqué l'ablation totale du néoplasme.

Avec Huguier en 1860, commence une nouvelle période; c'est à lui qu'on doit la première description générale des tumeurs fibreuses de la paroi abdominale, mais le hasard de ses examens cliniques et de ses premières opérations le conduisit à admettre une erreur, la présence d'un pédicule rattachant ces tumeurs au squelette du bassin. Il reconnait dans le cours d'une opération que ce pédicule n'existe pas sur une tumeur qui lui en avait donné la sensation clinique, mais entraîné par sa première idée, tout en signalant le fait, il n'en tient pas compte. Alors que ses prédécesseurs avaient nettement indiqué la paroi musculo-aponévrotique comme le point de départ de ces néoplasmes, il affirme l'existence d'un pédicule qui, partant du périoste des os iliaques, conduit à la tumeur ses vaisseaux nourriciers.

De cette nouvelle conception Huguier déduit une méthode de traitement consistant à faire disparaître ce pédicule pour atrophier la tumeur qu'il nourrissait. C'est à une séance de la Société de chirurgie, en 1860, que Huguier communiqua ses observations sur certaines tumeurs fibreuses du bassin rencontrées chez la femme et qu'il désigne sous le nom de tumeurs fibreuses pelviennes. Il expose l'existence du pédicule et le traitement qu'il a institué. Plusieurs chirurgiens, Michon, Gosselin, Chassaignac, prirent part à la discussion et Verneuil s'éleva contre la section sous-cutanée du pédicule qu'il considérait comme insignifiante. Cette méthode trouva cependant des adeptes, tant était grande la crainte de léser le péritoine au cours d'une opération radicale.

Avant de recourir à toute opération, Huguier avait ordonné des fondants locaux et généraux dont il épuisa vainement toute la série. Il fit ensuite passer des sétons filiformes en croix à travers la tumeur : ces sétons laissés en place pendant un mois n'amenèrent aucun résultat. C'est alors qu'il pratiqua la section du prétendu pédicule ; pour cette opération il se sert d'un bistouri mousse, falciforme passé derrière la tumeur et ramené en dehors. Les fibres très dures du pédicule criaient sous l'instrument au point de produire un bruit appréciable par les assistants. Naturellement la section du pédicule ne fut suivie d'aucune amélioration.

Observation I. — *Tumeur fibreuse adhérente à l'épine iliaque antéro-supérieure par un pédicule. Section de ce pédicule par la méthode sous-cutanée.* (In thèse de Bodin.)

Catherine O..., âgée de 39 ans, cuisinière entre à l'hôpital Beaujon, dans le service de Huguier, le 4 mai 1860.

Elle est d'une bonne constitution, n'a pas d'antécédents pathologiques. Elle a toujours été bien réglée. A 30 ans, premier accouchement qui fut facile; à 34 ans, deuxième grossesse terminée par une fausse couche à cinq mois sans cause appréciable. A ce moment un médecin qui vit la malade appela son attention sur une tumeur de la grosseur d'une noix située dans la fosse iliaque. Cinq mois après la fausse couche cette tumeur devint le siège de douleurs très vives, plus violentes au moment des règles, en même temps elle augmenta considérablement de volume.

État actuel. — Il existe à la partie antérieure et latérale gauche de la paroi abdominale, au-dessus du ligament de Fallope, une tumeur du volume d'un œuf de poule. La peau qui la recouvre est mobile, la surface de la tumeur est lisse et arrondie; sa consistance est dure, la pression est indolore. Elle adhère au niveau de l'épine iliaque antérieure et supérieure, et à la face interne de l'os des iles par un pédicule gros et court. Dans ce point la pression est douloureuse. Son extrémité libre est ovoïde, distante de la ligne blanche d'environ 2 centimètres. Son bord inférieur semble se confondre avec le ligament de Fallope. Depuis son entrée la malade prend des fondants, et comme il ne se manifeste aucune diminution dans le volume de la tumeur, Huguier, suivant l'exemple de Gosselin, se décide à couper le pédicule le 2 juin.

Opération. — Huguier fait au niveau de l'épine iliaque antéro-supérieure une incision jusqu'aux couches musculaires, à la faveur de laquelle il introduit le bistouri falciforme à pointe mousse, et rasant le plus près possible, pour éviter la lésion du péritoine, le point d'insertion au squelette, il coupe le pédicule des parties profondes vers les parties superficielles, par de petites incisions. Il sort du sang par la plaie en assez grande quantité. Pansement à plat; pas d'accidents le jour de l'opération, ni les jours suivants.

Le 15 juin, la malade a des règles qui sont précédées et accompagnées de quelques douleurs dans la tumeur.

La malade quitte Beaujon le 2 juillet. La tumeur paraît avoir un peu diminué, mais cela tient à ce qu'elle est plus enfoncée du côté du bassin.

Le 20 juillet elle vient à la consultation; le volume de la tumeur est le même qu'à l'époque de sa sortie, et elle est toujours le siège de quelques élancements, surtout au moment des règles.

Trois fois fut pratiquée ainsi la section sous-cutanée du pédicule : une fois par Gosselin et deux fois par Huguier. Le résultat fut nul ; dans deux cas on dut recourir à l'ablation de la tumeur et dans l'autre la malade fut abandonnée comme incurable.

Ce que n'avait pu faire la section, Richet le demanda à la ligature sous-cutanée du pédicule.

Richet pratiqua cette opération en 1871, et en 1876 parut la thèse de son élève Salesses qui préconisait cette méthode. Elle semble n'avoir été employée qu'une seule fois, elle fut suivie d'accidents très graves : un vaste phlegmon survint après l'élimination du fil à ligature, qui amena un état général alarmant. Cependant cette opération eut un plein succès, si toutefois on peut faire rentrer la tumeur à laquelle elle fut appliquée, parmi les fibromes de la paroi abdominale.

OBSERVATION II. — *Tumeur péripelvienne. Traitement par la ligature sous-cutanée du pédicule.* (In thèse de SALESSES.)

Mme L..., âgée de 25 ans, vint consulter Richet au mois de juin 1871, pour une tumeur située dans la fosse iliaque gauche, qui donnait lieu à de violentes douleurs. Cette tumeur, de la grosseur du poing, semblait située entre les parois abdominales, et avait son siège un peu au-dessus de l'orifice interne du canal inguinal. Elle était arrondie, régulière, mobile, et ne paraissait pas suivre les mouvements de la paroi abdominale. La malade étant penchée sur le côté droit, on pouvait s'assurer que la tumeur était implantée sur la face interne de l'os iliaque par un pédicule de la grosseur du petit doigt. Cette circonstance conduisit Richet à supposer qu'il serait possible de la détacher de son point d'implantation par une ligature portée autour du pédicule à l'aide d'une aiguille de Deschamps et à travers une ouverture faite avec un instrument étroit, en un mot par la ligature sous-cutanée analogue à celle qui est mise en usage pour lier les veines du cordon par le procédé de Ricord et Vidal de Cassis.

Opération. — Une simple ponction fut pratiquée le long de la crête de l'os des iles à 2 centimètres au-dessus de l'épine iliaque antéro-supérieure ; une sonde cannelée fut introduite directement jusqu'au niveau du pédicule de la tumeur, et, quand on se fut assuré de cette façon du pédicule et de son insertion, une aiguille de Cowper, munie d'un fil métallique en argent, fut glissée le long de la rainure de la sonde cannelée. On contourna le pédicule, et avec des pinces on alla chercher l'extrémité du fil ramenée du côté du pédicule opposé à celui par lequel on avait pénétré.

L'aiguille fut alors retirée, puis le fil fut serré avec le tord-fil employé dans l'opération de la fistule vésico-vaginale, et l'appareil fut laissé en place. Sans qu'on fût obligé de serrer davantage le fil, le 4e jour le pédicule fut coupé, et l'anse de fil sortit tout naturellement par la plaie qui lui avait donné passage. Quelques gouttes d'un liquide séro-sanguinolent s'écoulèrent le long du fil. Mais une fois celui-ci retiré, les choses changèrent de face. Un empâtement d'abord limité au pourtour de l'ouverture se manifesta dès le soir du cinquième jour, puis il s'étendit de proche en proche à toute l'étendue de la fosse iliaque. Une réaction générale excessivement vive s'empara de la malade, si bien que dès le septième jour, l'opérateur, voyant un suintement purulent se faire par l'ouverture quand on pressait sur les parois de la fosse iliaque, n'hésita pas à introduire une sonde cannelée et à débrider par le haut et par le bas. Il fit une incision de 4 à 5 centimètres, qui donna issue à un demi-verre environ d'un pus horriblement fétide et d'une couleur brune, mélangé de caillots et de débris. Pendant plusieurs jours l'écoulement se fit avec une certaine abondance, mais l'inflammation resta toujours limitée aux parois de la fosse iliaque sans jamais gagner le péritoine.

Pendant ce temps, la tumeur qui avait semblé participer à l'inflammation diminuait notablement de grosseur. L'écoulement diminua de plus en plus, et le vingt-cinquième jour après l'opération, la plaie était complètement cicatrisée et la fosse iliaque débarrassée.

Traitement par des injections dans la tumeur.

Ce mode de traitement a été mis en pratique par un chirurgien suédois, Sydow. S'inspirant des méthodes de Thiersch, de Nudbaum, de Broodbents et de Moore pour le traitement des tumeurs cancéreuses par l'injection de diverses substances, Sydow injecta successivement à l'intérieur d'un fibrosarcome de la paroi abdominale d'abord une solution de nitrate d'argent à 1/2000 ; puis du chlorure de zinc à 1/1000 et finalement de l'acide acétique dilué au tiers. Le résultat fut absolument néfaste. L'injection fut suivie de gangrène de toute la tumeur et amena la mort de la malade six semaines après le début du traitement.

Observation III. — *Un cas de grosse tumeur dans la paroi abdominale*, par Sydow. (D'après Labbé.)

Femme de 32 ans sans antécédents morbides héréditaires ou personnels. Elle a deux enfants, et c'est un an après son dernier accouchement qu'elle remarqua l'existence d'une tumeur située dans la paroi abdominale. Pendant les deux années suivantes la tumeur ne fit que se développer au point d'obliger la malade à garder le repos et même à s'aliter. Sydow vit la malade en 1867. A cette époque l'état général était encore bon. Une tumeur énorme recouvrait la plus grande partie du bas-ventre, les parties génitales et la partie supérieure des cuisses; cette tumeur dure, ferme, et nulle part fluctuante, présentait à gauche un segment en forme de croissant séparé du reste du néoplasme par un sillon profond. Le 6 octobre, Sydow commença des injections d'une solution de nitrate d'argent à 1/2000 avec application simultanée de compresses trempées dans la même solution. Il répéta ces injections les jours suivants et le 15 octobre il pratiqua des injections de chlorure de sodium à 1/1000 avec compresses de la même solution. Au commencement de novembre il fit des injections d'acide acétique dilué au tiers et le 19 novembre la malade mourait. L'autopsie montra qu'il s'agissait d'un fibrosarcome gangrené de la paroi abdominale. Dès les premières injections, la peau avait présenté un aspect blanchâtre et un peu de fluctuation; puis la tumeur s'était peu à peu ramollie, devenant rouge et noirâtre en même temps qu'elle dégageait une odeur infecte.

Ablation incomplète.

On a pratiqué l'extirpation incomplète en laissant une partie de la tumeur au fond de la plaie, adhérente au péritoine. Ne pas ouvrir la séreuse péritonéale fut longtemps en effet une règle de conduite pour les chirurgiens tant était grande leur crainte du péritoine. Cette appréhension était naturelle au temps où l'on ne connaissait pas les pansements antiseptiques, car la péritonite emportait presque fatalement tous les malades chez lesquels on avait lésé le péritoine ; c'est ainsi que la mort survint chez deux malades à qui Langenbeck en 1850 et 1856 avait extirpé un gros fibrome de la paroi abdominale en incisant le péritoine adhérent à la tumeur.

OBSERVATION IV. — *Gros fibrome de la paroi abdominale. Extirpation totale avec ouverture du péritoine le 15 janvier 1850 ; mort par péritonite le 18 janvier.* LANGENBECK. (D'après LABBÉ.)

Femme de 24 ans, bien portante. Réglée à 18 ans. Une seule grossesse terminée par un accouchement normal à 20 ans. A l'âge de 22 ans cette malade a remarqué par hasard une petite tumeur dure, de la grosseur d'un pois, sur le côté droit de la paroi abdominale au-dessus du ligament de Fallope. Cette tumeur s'accrut d'abord lentement, mais ensuite rapidement dans le deuxième semestre. Au moment de l'opération cette tumeur avait le volume d'une tête de fœtus. Pendant l'extirpation, malgré tout le soin de Langenbeck pour ne pas ouvrir le péritoine, une déchirure d'un pouce et demi se produisit dans la séreuse et une anse intestinale sortit. Suture exacte de la plaie. La malade meurt trois jours après avec tous les signes d'une péritonite.

OBSERVATION V. — *Ablation d'un fibrome de la paroi abdominale avec incision du péritoine. Mort de péritonite le quatrième jour.* LANGENBECK, 1856. (D'après LABBÉ.)

Femme de 40 ans, bien constituée, réglée à 16 ans, mariée à 34 ans, ayant eu deux grossesses normales. Depuis deux ans la malade a remarqué un noyau de la grosseur d'une noisette situé à gauche de l'ombilic, depuis trois mois la tumeur a considérablement augmenté de volume. Au moment de l'intervention le fibrome a le volume d'une tête d'adulte. Au cours de l'opération, Langenbeck perfora le péritoine ; malgré une suture exacte de la séreuse et de la paroi abdominale, une péritonite suppurée se déclara, à laquelle succomba la malade le quatrième jour.

Ces deux observations montrent tout le danger qu'il y avait à ouvrir le péritoine avant l'ère antiseptique. Aussi, les chirurgiens, dans ces cas où l'on ne pouvait faire une opération radicale sans léser la séreuse, préféraient-ils faire une extirpation incomplète. Mais à la suite de cette opération on observa parfois des récidives et souvent les douleurs persistèrent comme auparavant. Une observation de Gosselin, citée par Huguier, dans sa communication à la Société de chirurgie en 1860, est très intéressante à ce double point de vue.

OBSERVATION VI. — *Tumeur fibreuse extra-pelvienne développée dans l'épaisseur de la paroi abdominale et adhérente au péritoine. Opération par morcellement et ablation incomplète.* (In thèse de BODIN, 1861.)

La nommée Joséphine M..., âgée de 25 ans, blanchisseuse, entre à l'hopital Cochin pour se faire opérer d'une tumeur située dans la fosse iliaque droite.

Réglée à 18 ans, elle n'a eu qu'une seule grossesse. C'est à l'âge de 24 ans, deux ans après son accouchement, qu'elle a remarqué qu'elle portait au-dessus du pli de l'aine droite une tumeur d'abord indolente pendant plusieurs mois, puis devenue douloureuse brusquement en juin 1859. La tumeur avait alors le volume d'un petit œuf; depuis elle a grossi lentement et a provoqué des douleurs intermittentes sur le trajet du nerf abdomino-génital, des élancements à intervalles assez éloignés, si bien qu'au mois d'août la malade entrait à l'hopital Cochin. Cette femme présentait alors dans la fosse iliaque droite une tumeur dure, à surface lisse, n'adhérant pas à la peau, ayant son siége dans l'épaisseur de la paroi musculaire. La malade accusait à l'hypogastre une douleur sourde, fatigante, qui entraînait des tiraillements dans les reins, principalement quand la malade se livrait à un exercice prolongé. Il existait encore une autre douleur; celle-ci moins constante dans ses retours, mais plus violente, avait pour siège le côté droit de l'abdomen et la région inguinale du même côté.

Gosselin pratiqua l'extirpation le 20 février 1860, enlevant le tissu morbide tranche par tranche jusqu'à ce qu'il ne fût plus séparé du péritoine que par une très faible épaisseur de tissu. Gosselin s'arrêta alors, il avait extirpé la plus grande partie de la tumeur, mais il aima mieux en laisser une portion plutôt que d'ouvrir le péritoine pour compléter l'ablation. Quinze jours après l'opération on remarqua à la partie interne de l'incision un noyau de tissu malade gros comme une noix, grisâtre et qui augmentait de volume. Gosselin y planta des flèches au chlorure de zinc; à la chute de l'eschare la plus grande partie de la masse avait été détruite. Dès lors la plaie se cicatrisa rapidement. Le 6 avril la plaie était complètement fermée, elle présentait une cicatrice rosée, molle, large comme une pièce de cinq francs et d'un aspect tout particulier. Le tiers externe de la cicatrice était dur, élastique, un peu bosselé; les deux autres tiers se laissaient déprimer par le doigt qui pénétrait dans la cavité abdominale.

La malade travaille trois mois après sa sortie de l'hopital; pendant ce temps sa cicatrice blanchâtre par places, violacée par d'autres, était tantôt indolente, tantôt douloureuse surtout quand la malade se fatiguait, et toujours sensible à la pression. La pelote qui lui avait été ordonnée était très difficilement supportée à cause de la sensibilité de la cicatrice qui s'était laissée distendre. Peut-être faudra-t-il faire une extirpation complète et ouvrir le péritoine, Gosselin n'ose encore s'y décider.

Un second fait de même nature a été observé par Esmarch et rapporté dans la thèse inaugurale de Cornils en 1865; il s'agissait d'une femme de 34 ans, ayant un fibrome de la paroi situé à droite de l'ombilic; la tumeur était adhérente au péritoine qui fut blessé pendant l'opération. Esmarch laissa un tout petit morceau de la tumeur au fond de la plaie. La malade guérit. Mais deux ans plus tard, elle mourait de suites de couches, et on remarqua que ce qui restait de la tumeur avait augmenté pendant cette grossesse.

Une troisième observation d'extirpation incomplète a été publiée par Humbert Mollière en 1869, qui l'avait recueillie dans le service de Laroyenne. Cette fois encore, ce fut l'adhérence intime de la tumeur à la séreuse péritonéale qui dicta la conduite du chirurgien. « Très bien limité en dehors, le fibrome adhère par sa face profonde si intimement au tissu cellulaire sous-péritonéal qu'on se voit dans la nécessité de dénuder cette séreuse sur une étendue de la largeur d'une pièce de deux francs, et qu'on est obligé, pour ne pas l'entamer, d'en abandonner au fond de la plaie une légère portion. » A la suite de cette opération il n'y eut pas de récidive, seulement une large éventration survint qui nécessita le port d'une ceinture hypogastrique.

Les trois observations précédentes datent de la période préantiseptique ; une quatrième observation plus moderne a été rapportée en 1883 dans la thèse de Maksoud-Cherbetian. Mais cette fois si l'on a fait une ablation incomplète ce n'était plus par crainte du péritoine avec lequel la tumeur avait contracté des adhérences étendues, mais bien pour respecter l'intestin et les vaisseaux iliaques qu'on aurait probablement lésés au cours d'une extirpation radicale. Bien qu'on ait ainsi abandonné une portion de la tumeur au fond de la plaie il n'y eut qu'une récidive fugace, et le malade revu douze ans plus tard n'était plus gêné que par une large éventration consécutive à l'opération. Nous résumons ci-dessous cette observation intéressante d'abord par l'examen répété du malade, et par la discussion qu'elle provoqua à la Société de chirurgie en 1895, à la suite de la communication de Reclus.

Observation VII. — *Fibrome de la fosse iliaque, chez un homme, ayant contracté des adhérences multiples. Extirpation incomplète. Récidive rapide* (1883) ; *tumeur restée stationnaire depuis* (1895). (In thèse de Maksoud-Cherbetian (1883) et in thèse de Turner (1895).

Georges E..., cordonnier, âgé de 45 ans, entre le 3 juillet 1895 à l'hôpital de la Pitié, dans le service de Verneuil. Il n'a pas d'antécédents morbides héréditaires ou personnels. Il y a quatre mois il s'est aperçu par hasard qu'il portait dans l'aine droite une tumeur du volume d'une noix. Depuis cette époque cette tumeur s'est développée et mesure actuellement douze centimètres en largeur et huit centimètres en hauteur ; elle est le siège de douleurs passagères assez vives pour déterminer le malade à se faire opérer. Après avoir mis à nu la tumeur, Verneuil ouvre le péritoine qui lui était intimement uni, et constate des adhérences avec trois corde épiploïques qui furent liées et coupées, avec une anse d'intestin grêle, avec l'ouraque et le cordon spermatique et enfin avec la gaine des vaisseaux iliaques. Verneuil coupe la tumeur en deux et en extirpe le plus possible, laissant toutefois la portion qui adhère à l'intestin et aux vaisseaux iliaques. L'opération, qui n'avait pas été faite avec toutes les précautions antiseptiques nécessaires, fut suivie d'une infection de la plaie et d'une suppuration abondante ; par un grand hasard le malade ne mourut pas de péritonite. Un mois après, quand la suppuration fut à peu près tarie, on constata que « la tumeur était en pleine récidive, remplissant presque toute la fosse iliaque droite ». Malgré cette remarque de Verneuil, le malade quitta l'hôpital. Il fut revu douze ans après, en 1895, dans le service de Reclus. Il avait alors une large éventration ; l'examen de la cavité abdominale permettait de sentir dans la fosse iliaque interne une masse irrégulière, dure, un peu douloureuse, ayant rejeté l'artère iliaque externe en dedans ; cette masse avait le volume d'un poing d'adulte.

CHAPITRE III

Indications et contre-indications opératoires.

Les fibromes ne rentrent pas dans la classe des tumeurs dites malignes, ils ne se généralisent pas et n'ont pas de retentissement infectieux sur les viscères profonds. Ce n'est donc pas dans la nature même de la tumeur, dans le danger dont elle pourrait menacer directement l'organisme en entier, que nous chercherons les indications opératoires, mais dans son volume, sa marche progressive et les accidents secondaires qui en dérivent.

Doit-on opérer les fibromes de la paroi abdominale? L'histoire même de ces tumeurs nous indique nettement qu'il faut les enlever. Les fibromes abdominaux sont en général des tumeurs bénignes, il est vrai, leur marche est lente, mais elle est progressive; pendant de longues années, quatorze ans dans le cas de Paget, cette tumeur peut rester indolente, ayant le volume d'une noix ou d'une noisette, ne portant en rien atteinte à l'état général du sujet, puis le néoplasme entre dans une nouvelle phase, ayant un accroissement très rapide qui contraste avec le silence des premières périodes. La plupart du temps c'est sous l'influence de la grossesse ou de l'accouchement que cette évolution rapide a lieu, et en quelques mois la tumeur, grosse au début comme une noix, peut atteindre le volume d'une tête de fœtus. L'extirpation, qui à la première période n'eût été qu'une opération de peu d'importance, devient alors singulièrement grave. De plus, les fibromes naissant au milieu des feuillets aponévrotiques et musculaires qui forment la sangle abdominale sont à leur apparition exempts d'adhérences avec le péritoine; il n'en est plus de même quand ils ont acquis un volume considérable; en se développant ils deviennent intimement unis à la séreuse péritonéale, et pour les extirper en totalité il faut faire une véritable laparotomie. Au cours de leur accroissement ils peuvent même dépasser le péritoine et contracter des adhérences avec les anses intestinales, les vaisseaux iliaques, comme dans le cas de Verneuil rapporté dans la thèse de Maksoud-Cherbetian. A ce moment-là l'extirpation totale est impossible, et pour ne pas blesser les intestins ou l'artère iliaque, le chirurgien est contraint de ne pratiquer qu'une opération incomplète ; le malade est alors exposé à une récidive, Cornils en publie une observation d'Esmarch dans sa thèse de Kiel.

Indépendamment de la marche du fibrome il est d'autres indications opératoires plus pressantes. Il y a tout d'abord la douleur ; elle peut faire défaut chez quelques malades, mais en général elle est assez intense pour les obliger à venir réclamer les secours de la chirurgie. Tantôt lancinante, continue, tantôt semblable à celle produite par de multiples piqûres d'épingle, elle est sujette à des exacerbations qui enlèvent tout repos au malade. Ces douleurs s'irradient dans l'abdomen, dans la poitrine et le plus souvent dans le membre inférieur correspondant, déterminant de violentes crises névralgiques crurales ; c'est ainsi que nous lisons dans l'observation de Letailleur d'Alençon : « Cette tumeur, après avoir eu une évolution lente, avait rapidement augmenté de volume dans l'espace de quelques mois ; elle était devenue très douloureuse, empêchait tout travail et s'accompagnait d'amaigrissement notable. »

Ce n'est pas seulement à cause de la douleur qu'ils provoquent que les fibromes de la paroi abdominale doivent être extirpés, mais aussi en raison de la gêne considérable qu'ils apportent dans les mouvements du malade par leur volume et par leur poids. Ces tumeurs peuvent se pédiculiser et descendre jusqu'à l'aine ; d'autres ayant une large base d'implantation du pubis à l'ombilic retombent sur les cuisses et condamnent les malades au repos. Dans une observation de Rokitansky la tumeur pesait sept kilos, la malade ne pouvait plus marcher et la station verticale n'était possible que pour un laps de temps court et au prix de beaucoup d'efforts ; la tumeur recouvrait les cuisses jusqu'aux genoux, et si la malade écartait les jambes la tumeur tombait dans l'écartement.

Pour n'être pas de nature essentiellement maligne, les fibromes peuvent néanmoins amener la cachexie et la mort. Au fur et à mesure que la tumeur se développe, cet accroissement se faisant le plus souvent à l'extérieur, la peau qui est à sa surface s'amincit et s'ulcère facilement ; ces ulcérations sont la source d'hémorrhagies d'autant plus abondantes que la surface des fibromes est sillonnée de grosses veines dilatées, qui forment de véritables sinus. Ces pertes de sang répétées mettent le malade dans un état de faiblesse extrême et peuvent à elles seules occasionner la mort. Souvent aussi ces ulcérations s'infectent, et l'organisme débilité ne pouvant faire les frais d'une suppuration abondante s'épuise rapidement.

Par leur poids les fibromes compriment les viscères abdominaux et l'estomac ; le malade ne peut plus s'alimenter, il vomit la nourriture qu'il prend, et, comme la douleur l'empêche de dormir, il arrive rapidement à un état de cachexie extrême que seule l'extirpation du néoplasme peut améliorer et guérir. Nous trouvons dans la littérature médicale cinq observations dans lesquelles le malade a succombé aux progrès du mal : Boulenger, Gauché (fibrosarcome), Reiz, (fibrosarcome), Paget (fibrome), Beveridge (fibrome).

Examinons maintenant quelles peuvent être les contre-indications opératoires.

L'âge du malade peut-il commander l'abstention? Nous savons que le fibrome abdominal appartient surtout à la période moyenne de la vie, qu'il est le propre des femmes en période d'activité sexuelle de vingt à trente ans. C'est à ce moment que l'organisme est le plus résistant et supporte sans trop de dépression le choc opératoire. Cependant on peut observer des fibromes à tout âge. Dardel, d'après Haquin qui le cite dans sa thèse, aurait rapporté un cas de fibrome congénital ; Desprès a donné ses soins à une femme âgée de 82 ans. L'enfance n'est pas une contre-indication à l'opération, car chez l'enfant alors que tous les tissus sont en voie d'évolution, les tumeurs fibreuses peuvent acquérir rapidement de grandes dimensions, et le seul moyen de prévenir ces proportions énormes est une opération radicale et précoce. Quel que soit le volume de la tumeur, il faut l'enlever dès qu'on la constate. M. Témoin a rapporté au septième Congrès français de chirurgie l'observation d'une tumeur fibreuse de la paroi abdominale chez un enfant de quatorze ans. Cette tumeur s'était montrée à l'âge de deux ans et au moment où la vit M. Témoin, elle avait le volume d'une tête d'enfant, s'étendant des fausses côtes à l'arcade crurale ; l'enfant en était tellement gêné qu'il marchait très péniblement. L'ablation totale en fut faite, et bien que le péritoine ait été réséqué sur une certaine étendue, la guérison fut complète. A l'autre extrémité de la vie l'opération ne saurait non plus être contre-indiquée par le seul fait de l'âge. Desprès a enlevé avec un plein succès un fibrome du poids de 4 kilos 500 gr. chez une vieille femme de quatre-vingts ans, qui, peu de temps après pouvait vaquer à ses occupations. Sans doute les opérations chirurgicales de quelque importance présentent une gravité particulière chez le vieillard. L'artériosclérose a souvent déjà frappé le cœur et les artères, et la pneumonie hypostatique guette les vieillards qui gardent le lit. Mais si l'opération est rapidement conduite et si le malade est placé dans de bonnes conditions hygiéniques, le succès de l'opération est assuré. Després citait à propos de sa vieille malade plusieurs cas de guérison chez des vieillards, qui lui étaient personnels : un homme de quatre-vingts ans atteint de cancer de la langue ; une femme de soixante-quinze ans atteinte de brûlures au cinquième degré du frontal et du pariétal ; une femme de soixante-dix-huit ans ayant un cancer du sein, une autre femme de soixante-treize ans présentant la même affection, et Després concluait avec raison qu'il ne faut pas rejeter a priori les opérations chez les vieillards d'un tempérament sec et d'une bonne santé générale.

D'ailleurs l'atermoiement est souvent impossible, et une prompte décision est la seule condition de survie pour le malade : le fibrome ayant ulcéré la peau est le siège d'hémorrhagies, la cachexie est déjà commencée, et le malade réclame à grands cris qu'on le débarrasse de sa tumeur. Si on la laisse évoluer en effet, tous les symptômes s'aggravent, et la suppuration, par la débilitation générale qu'elle entraîne précipitera le dénoûment fatal. Par conséquent, si après avoir soigneusement examiné l'état des principaux viscères l'on ne trouve pas des lésions organiques trop considérables qui rendent la vie du malade difficile, même après une opération heureuse, il faut pratiquer l'extirpation de la tumeur.

Nous avons vu que souvent c'était sous l'influence de la grossesse que le fibrome prenait un accroissement considérable ; peut-on comme dans les autres circonstances opérer le plus rapidement possible même pendant la grossesse?

La grossesse est sans nul doute un état fâcheux pour les interventions chirurgicales en général et en particulier pour celles qui portent sur l'abdomen. La femme est à ce moment-là dans un état de moindre résistance qui nuit à la réparation des plaies ; de plus, tout traumatisme intéressant l'abdomen peut déterminer l'avortement. A propos d'une observation de Duret dans laquelle la malade mourut d'hémorrhagie, Haquin, qui rapporte l'observation dans sa thèse, déclare qu'à l'autopsie on trouva un fœtus de deux mois et demi, et il pense que c'est l'état de puerpéralité qui a déterminé ces accidents mortels. Nous pensons que cette opinion est exagérée et que la grossesse ne constitue pas une contre-indication formelle à l'extirpation des fibromes de la paroi abdominale. La tumeur par le fait même de la grossesse peut s'accroître considérablement en quelques semaines, déterminer des douleurs intolérables, au point d'affaiblir la malade et de provoquer l'avortement. Dans cette éventualité il ne saurait y avoir de doute, et il faut pratiquer l'extirpation complète du fibrome. C'est d'ailleurs la conduite que suivit Péan, qui chez une femme enceinte de sept mois, enleva un fibrome qui était le siège de douleurs vives revenant par accès presque continuels ; la malade guérit sans accidents et deux mois plus tard elle accouchait à terme.

D'ailleurs, il ne faut pas s'exagérer la gravité des opérations pratiquées dans le voisinage de la zone génitale ; cette zone n'est nullement inviolable. Cette question d'intervention pendant la grossesse, surtout pour les opérations portant sur l'abdomen, a déjà fait l'objet de plusieurs discussions au sein de la Société obstétricale de Londres en 1860 et en 1871, au sujet de l'intervention ou de la non-intervention dans les kystes de l'ovaire compliquant la grossesse (Spencer Wells, Barne), et à la Société de chirurgie en 1872, à propos d'une observation de Tarnier qui s'abstint d'opérer une femme ayant une grosse tumeur fibroplastique des grandes lèvres. Une seconde discussion se produisit au sujet d'une observation de Nicaise qui, chez une femme enceinte de huit mois, put faire avec succès une désarticulation de l'épaule pour un ostéosarcome de l'humérus ; l'accouchement eut lieu à terme. C'est à la suite de ces discussions que Verneuil résuma ainsi nombre de questions importantes de pratique, quant au traumatisme chirurgical dans ses rapports avec la grossesse : « L'intervention chirurgicale n'est point interdite pendant la grossesse, mais elle est soumise à des règles particulières : s'abstenir quand on peut le faire, intervenir quand il y a urgence. Il faut :

« A. — Opérer d'urgence les affections qui mettent immédiatement en danger la vie de la mère, et contre lesquelles la thérapeutique serait impuissante.

« B. — Opérer aussi les affections qui, sans compromettre immédiatement l'existence, la menacent par leurs progrès et tendent à devenir incurables par leur extension.

« C. — Opérer encore les affections qui sans troubler la grossesse et sans être aggravées par elle, deviennent au terme de cette dernière, cause de dystocie. »

Les fibromes de la paroi abdominale rentrent dans la seconde catégorie des tumeurs dont parle Verneuil ; de plus, au moment de l'accouchement, ils peuvent être sinon une cause de dystocie, tout au moins gêner considérablement les efforts d'expulsion en contrariant les contractions des muscles de la paroi abdominale.

Depuis l'introduction des pansements antiseptiques en chirurgie on est intervenu souvent au cours de la grossesse pour enlever des kystes de l'ovaire, et les succès ainsi obtenus ne se comptent plus. Ce n'est pas tant en effet le traumatisme opératoire qui est à craindre que ses complications : fièvre, suppuration, lymphangite. Or, tous ces accidents ne doivent pas apparaître si l'opération a été faite aseptiquement.

L'état général peut-il aussi constituer une contre-indication à l'intervention chirurgicale ? Nous ne le pensons pas, si les troubles de la santé, quelle que soit leur gravité, ont été occasionnés par la tumeur. C'est ainsi que Limauge a enlevé un gros fibrome chez un homme amaigri, au teint cachectique, qui ne supportait presque plus de nourriture, qui présentait en un mot des symptômes de débilitation semblables à ceux de la cachexie cancéreuse. Les résultats de l'opération se montrèrent rapidement : quelques mois après le malade avait retrouvé sa coloration normale, les fonctions digestives s'accomplissaient bien, et avec elles était apparu un certain embonpoint. De même la malade de Letailleur était notablement amaigrie, sa tumeur était largement ulcérée. Enfin, Dittel est intervenu chez une femme dont le fibrome ulcéré saignait abondamment, exhalant une odeur infecte, et qui présentait en outre de la fièvre et un amaigrissement prononcé. On ne s'abstiendra que dans le cas où la cachexie est sous la dépendance d'une autre lésion organique et quand on supposera que le malade n'a aucune chance de bénéficier de l'intervention.

Le volume exagéré de la tumeur doit-il empêcher l'intervention chirurgicale ? Pour les anciens chirurgiens les grosses tumeurs fibreuses n'étaient point justifiables de l'ablation parce qu'elles exposaient presque sûrement à des adhérences péritonéales. Les deux exemples de Langenbeck, qui opérait en 1850 et en 1856, leur avaient montré qu'une péritonite mortelle était la suite presque fatale de l'ouverture de la séreuse, aussi repoussaient-ils l'ablation. Grâce à l'asepsie, la péritonite n'est plus à craindre aujourd'hui ; et ce qui pour Huguier, Nélaton, Gosselin, Richet, était une contre-indication à l'extirpation des tumeurs profondément situées dans la paroi abdominale, est devenu une considération d'ordre secondaire. Mais ce n'était là qu'un côté de la question ; toute crainte d'infection écartée, doit-on extirper un fibrome de volume exagéré, dont l'ablation serait suivie d'une perte considérable de substance de la paroi abdominale au point de rendre impossible la suture des bords de la plaie péritonéale? M. Segond, dans une leçon faite à la Charité en 1888, exposant le traitement à employer dans les divers cas de fibrome de la paroi antéro-latérale de l'abdomen, conclut ainsi : « La tumeur est si volumineuse qu'on est forcé d'ouvrir le péritoine quand même et de le réséquer sur une grande étendue sans possibilité de rapprocher les bords de la plaie : abstention complète de toute intervention chirurgicale qui serait plus dangereuse que d'abandonner la tumeur à elle-même. » Nous ne partageons pas l'opinion de M. Segond. D'abord il est impossible de savoir exactement avant l'opération si le fibrome est adhérent au péritoine et quelle est l'étendue de ces adhérences. Ce n'est qu'au cours de la dissection de la tumeur que l'on se rend compte du degré de cohésion qu'elle présente avec la séreuse. Supposons ce diagnostic possible, quel est l'état du malade que l'on n'opère pas et quel est son avenir? Un fibrome volumineux gêne le malade par son poids et l'empêche de se livrer à aucun travail; il est le siège de douleurs vives, tantôt continues, tantôt paroxystiques, qui lui enlèvent tout repos. Il détermine des troubles de compression viscérale du côté de l'intestin, de l'estomac, des vaisseaux iliaques; à sa surface la peau amincie s'ulcère et ces ulcérations deviennent le siège d'hémorrhagies, qui s'associant aux phénomènes déjà notés, conduisent rapidement le malade à la cachexie et à la mort.

D'ailleurs il y a des exemples nombreux dans la littérature médicale qui montrent qu'il vaut mieux extirper les gros fibromes plutôt que de s'abstenir. Billroth en 1874 enleva une grosse tumeur du poids de neuf livres et demie et put rapprocher les bords du péritoine par une suture; Terrillon en 1885 fit l'ablation d'un fibrome pesant cinq kilogrammes, qu'il morcella en arrivant vers sa face profonde; il fut assez heureux en agissant ainsi pour isoler sans les rompre trente centimètres carrés de séreuse très minces adhérents à la tumeur. Enfin Sklifossowski dans deux cas, par lesquels un si grand delabrement n'était sans doute pas nécessaire, réséqua toute une moitié de la paroi abdominale, péritoine compris, et ses deux opérées guérirent; pourvues d'un bandage convenablement approprié, ces deux femmes ne ressentirent pas le moindre trouble du côté des organes digestifs, ni du côté des organes respiratoires. Les expériences de Sklifossowski et de Sänger que nous rapporterons au chapitre suivant, à propos des plaies produites par l'extirpation des fibromes, ont prouvé que l'on pouvait réséquer sans danger une grande partie de la sangle abdominale, péritoine compris; le grand épiploon s'accole à la peau et protège les anses intestinales contre les adhérences qui pourraient contrarier leurs mouvements physiologiques.

OBSERVATION VIII. — *Tumeur fibreuse de la ligne blanche. Cachexie. Opération. Guérison.* LETAILLEUR, d'Alençon. (*Société de Chirurgie*, 1878.)

X..., jeune femme de 25 ans, mère d'une fille de quatre ans, vint consulter Letailleur pour une énorme tumeur située à la partie médiane de la paroi abdominale, immédiatement au-dessous de l'ombilic. Cette tumeur arrondie, bosselée, offrant une certaine mobilité, présentait deux larges ulcérations arrondies de dix à douze centimètres de diamètre chacune, résultant, selon toute apparence, de la destruction de la peau par la pression excentrique de la tumeur. La peau était en partie adhérente. Cette tumeur s'était développée peu après l'accouchement de cette femme; elle avait d'abord évolué lentement, puis en l'espace de quelques mois elle avait rapidement augmenté de volume, était devenue très douloureuse, empêchait tout travail, et s'accompagnait d'amaigrissement notable. L'opération montra que la tumeur était implantée sur les plans fibreux de la ligne blanche par une base assez large; la dissection en fut longue et le péritoine ne fut pas ouvert; après l'extirpation la malade recouvra un parfait état de santé et put se livrer à toutes ses occupations habituelles.

OBSERVATION IX. — *Fibrome de la paroi abdominale chez une femme de 80 ans. Extirpation. Guérison.* DESPRÉS. (*Société de Chirurgie*, 1878.)

Adélaïde B..., âgée de 80 ans et 7 mois, entre à l'hôpital Cochin le 15 mai 1878. Elle vient pour se faire opérer d'une tumeur de la paroi abdominale qui existe depuis plus de vingt ans et qui, après avoir fait corps avec la paroi, a fini par pendre sur la région de l'aine.

La tumeur est située sur le côté gauche de l'abdomen, depuis le bord interne du muscle droit jusqu'à l'épine iliaque. La tumeur tient à l'abdomen par un large pédicule formé de peau et de brides fibreuses profondes au milieu desquelles on sent battre quelques artères. Il existe sur la partie saillante de cette masse, qui offre le volume d'une tête d'enfant de dix ans, une ulcération résultant de l'ouverture spontanée d'un abcès il y a trois semaines. La masse est dure, mamelonnée avec quelques points ramollis. On procède le 12 juin à l'ablation de cette tumeur. Une incision supérieure fut faite, n'intéressant que la peau du pédicule de la tumeur; puis l'incision supérieure ayant été pratiquée profondément, la dissection de la tumeur fut faite en haut en pinçant les artères, au nombre de sept, qui avaient été sectionnées. On rapproche les bords de la plaie par onze points de suture entortillée et la plaie est pansée avec des cataplasmes.

Le 10 juillet, la malade sort de l'hôpital pour aller se présenter à la Société de chirurgie. La tumeur était un fibrome calcifié entouré de graisse pesant quatre kilogrammes et demi.

Observation X. — *Vaste tumeur fibreus. implantée à la face externe du péritoine, au-dessus de l'arcade crurale, chez une femme enceinte de sept mois. Ablation. Guérison. Accouchement à terme.* Péan (In *Tumeurs de l'abdomen.* Paris, 1880.)

Marie L..., âgée de 28 ans. Deux grossesses à terme et deux fausses couches. Il y a trois ans à la suite de sa dernière grossesse, elle remarqua au voisinage de l'arcade crurale une grosseur du volume d'une noisette, indolente. Pendant deux ans cette tumeur resta stationnaire. Au commencement de la troisième année elle grossit rapidement.

Actuellement dans la fosse iliaque droite, au-dessus de l'arcade crurale, se trouve une tumeur volumineuse, bien limitée, ovoïde, dont la grosse extrémité se dirige en bas et en dedans. Son grand axe mesure dix-huit centimètres et s'étend du milieu de la crête iliaque jusqu'au voisinage du bord externe du muscle grand droit du même côté. Son petit axe mesure sept centimètres. Les téguments qui la recouvrent sont sains et glissent facilement sur elle. Elle adhère intimement aux parties profondes. Elle est le siège de douleurs vives, lancinantes, qui reviennent par accès, puis cessent pour revenir à la suite d'un mouvement brusque, d'une pression légère ou même spontanément. L'ablation est urgente.

Opération, le 4 septembre. — Chloroforme. M. Péan fait sur la tumeur une incision parallèle à son grand axe et dissèque la tumeur en s'attachant à respecter le péritoine qui a contracté des adhérences intimes avec elle. Quelques pinces hémostatiques arrêtent facilement l'hémorrhagie, d'ailleurs peu abondante. Les lèvres de la plaie sont réunies par quelques points de suture, sauf à la partie déclive où on laisse les pinces à demeure et un drain. On applique sur la plaie des compresses alcoolisées et un pansement ouaté. Le lendemain les pinces sont retirées. On renouvelle le pansement ouaté et alcoolisé tous les jours. Pas d'accidents consécutifs. La malade sort le 8 octobre.

Deux mois après la malade accouchait heureusement et à terme.

Observation XI. — *Tumeur fibreuse de la paroi abdominale chez un enfant.* (Communication de M. Témoin au 7e *Congrès français de Chirurgie*, à la séance du 5 avril 1893.)

M. Témoin a observé une tumeur fibreuse de la paroi abdominale chez un enfant de 14 ans. A l'âge de 2 ans, la mère trouva dans le côté gauche de l'abdomen une petite tumeur de la grosseur d'une noix, dure, mobile, non douloureuse, qui en un an prit le volume du poing. A l'âge de 14 ans, on trouve une tumeur de la grosseur d'une tête d'enfant s'étendant des fausses côtes à l'arcade crurale et surplombant le tiers supérieur de la cuisse. Cette tumeur est dure, mate sur toute son étendue, légèrement irrégulière, mobile, non adhérente à la peau, mais s'immobilise par la contraction des muscles de l'abdomen. L'enfant est faible, marche très péniblement et le poids de la tumeur l'oblige en marchant à avoir un balancement qui lui donne, vue de dos, l'apparence d'une petite fille ayant une luxation congénitale de la hanche.

Opération, le 9 mai 1890. — On fait une incision de douze centimètres partant de la dixième côte et aboutissant à l'arcade crurale; la tumeur est nettement sous-musculaire et se laisse détacher facilement des couches superficielles ; elle repose profondément sur le péritoine. Le décollement complet de la séreuse est impossible et on en résèque l'étendue d'une pièce de deux francs. Le poids du fibrome était de 1,400 grammes. Suture à la soie du péritoine ; deux plans de sutures superficielles et profondes. Guérison.

Revue deux ans et demi après l'opération, l'enfant va bien ; la marche a continué à être défectueuse pendant un an, puis elle est devenue normale. Donc : 1° on peut constater l'existence de tumeurs fibreuses de la paroi abdominale chez l'enfant ; 2° ces tumeurs contractent des adhérences avec le péritoine, dans ce cas il faut réséquer la séreuse ; 3° ces tumeurs s'accroissent rapidement, ce qui prouve qu'il y a urgence à enlever le plus tôt possible tout fibrome de la paroi abdominale.

Observation XII. — *Fibro-sarcome de la paroi abdominale. Gaucher. (Société anatomique,* 1878.)

Un homme portant une tumeur du flanc droit, entre à l'Hôtel-Dieu en octobre 1876. Cette tumeur avait débuté plusieurs années auparavant. Cusco diagnostiqua un fibrome. L'évolution de la tumeur se fit à grands pas pendant l'année 1877, de telle sorte qu'au mois de juillet de cette année elle paraissait avoir décuplé de volume. Elle s'accompagna de deux poussées de péritonite circonscrite avec douleurs locales et phénomènes généraux très accentués. En janvier 1878, le volume de la tumeur était vingt fois plus considérable qu'au début. Les troubles dyspnéiques et dyspeptiques vont en augmentant ; le malade meurt le 17 février.

A l'autopsie on trouve un peu d'ascite. Les viscères étaient tous refoulés vers la partie supérieure de l'abdomen. L'examen microscopique montra que c'était un fibrosarcome.

Observation XIII. — Reisz. (In *Archives de Médecine*). Mémoire de Terrillon, mai 1888.

Femme de 50 ans chez qui la ménopause est survenue à l'âge de 42 ans. Elle présente une tumeur énorme adhérente au péritoine, située dans la paroi abdominale. Il existe des douleurs irradiées très vives et l'état de la malade est très cachectique. Cette tumeur est apparue il y a cinq ans ; elle a suivi une marche rapide. La mort survient à la suite des progrès du mal.

Observation XIV. — Paget. (Mémoire de Terrillon, mai 1888.)

Femme de 60 ans. A la face externe du muscle droit, partant d'une intersection fibreuse, pend une grosse tumeur pédiculée qui descend jusqu'à l'aine. La peau est ulcérée et les ulcérations sont le siège d'hémorrhagies fréquentes. Mort par les progrès du mal. A l'autopsie on reconnaît un fibrome.

Observation XV. — Beveridge. (Mémoire de Terrillon.)

Un homme âgé de 20 ans présente une tumeur d'un volume colossal, située dans le côté droit, remplissant tout le bas-ventre et le bassin avec adhérence au niveau des organes et compression des viscères. La mort survient par les progrès du mal.

CHAPITRE IV

Manuel opératoire.

Quand le chirurgien a résolu d'intervenir pour un fibrome de la paroi abdominale, c'est l'extirpation complète qu'il doit pratiquer. Il doit se préparer alors à faire une véritable laparotomie, et prendre toutes ses précautions en conséquence. Quels que soient les caractères extérieurs de la tumeur, sa mobilité et son énucléation apparente des plans sous-jacents, il est impossible le plus souvent de préciser ses rapports exacts avec le péritoine, et l'on ne sait pas à l'avance, si pour mener à bien l'opération, on ne sera pas obligé d'ouvrir la séreuse et quelquefois même d'en reséquer une certaine étendue.

Le malade, après avoir été purgé la veille, aura pris un lavement le matin même de l'opération, la paroi abdominale sera nettoyée très attentivement et bien au delà des limites de la tumeur. Tous les instruments et objets de pansement seront aseptiques. Le chirurgien et ses aides se désinfecteront les mains, enfin la chambre d'opération sera à une température convenable. On pratiquera l'anesthésie indifféremment avec le chloroforme ou avec l'éther, seulement elle sera poussée jusqu'à la résolution musculaire complète pour prévenir les efforts de vomissement qui exposeraient à l'ouverture involontaire du péritoine au cours de la dissection de la tumeur, et même à la blessure des anses intestinales qui viendraient s'engager dans la plaie.

Quant aux instruments, il est évident que l'on s'adressera au bistouri qui sera préféré au thermocautère ; par l'emploi des pinces hémostatiques on assurera l'arrêt du sang avec plus de certitude qu'on ne pourrait le faire avec les autres instruments quelquefois préférés par les anciens chirurgiens.

Le trajet de l'incision n'a rien de fixe, il variera avec chaque cas ; en général il sera parallèle au grand axe de la tumeur, de cette façon on aura plus de jour pour la dissection. Autant que possible on s'attachera à la rendre verticale ou oblique, dirigée suivant les fibres du muscle grand oblique de manière à éviter l'éventration consécutive en sectionnant le plus petit nombre possible de faisceaux musculaires. Jusqu'à présent les chirurgiens, craignant la rétention des liquides, conseillaient de faire en sorte que l'une des extrémités de l'incision fût déclive ; c'est la conduite que recommandent Labbé dans sa monographie et Haquin dans sa thèse. Mais aujourd'hui cette opération pouvant être pratiquée d'une manière parfaitement aseptique, et l'hémostase étant complètement assurée avant la suture des bords de la plaie, il n'y a pas lieu de se préoccuper de l'écoulement de liquides qui ne doivent pas se produire. Si au cours de l'opération on s'aperçoit que l'incision primitive ne donne pas suffisamment de jour, on pourra, à l'exemple de plusieurs chirurgiens, faire une autre incision en croix avec la première : on obtiendra ainsi quatre lambeaux musculo-cutanés que l'on pourra disséquer par leur face profonde et rabattre sur la paroi du ventre, ce qui facilitera singulièrement la dénudation de la tumeur.

Si le fibrome est volumineux, et si la peau est adhérente, ulcérée, comme dans le cas de Sappey, on fera une incision circulaire ou ovalaire circonscrivant toute la portion des téguments altérés ; le lambeau ainsi taillé sera sacrifié avec la tumeur. Quelques chirurgiens ont proposé de tailler de véritables lambeaux à la surface du fibrome, comprenant dans leur épaisseur, soit la peau seulement doublée de son tissu cellulo-adipeux, soit la peau et une partie de la sangle musculo-aponévrotique ; cette manière de faire donne plus de jour à l'opération et permet une plus grande rapidité d'exécution. Mais le plus souvent il n'est pas nécessaire d'y avoir recours, et on réduira au minimum la perte de substance de la paroi abdominale pour éviter autant que possible une éventration ultérieure.

Quelle que soit la situation anatomique du fibrome, qu'il soit sous-cutané, intra-pariétal ou sous-péritonéal, suivant la division de Terrillon et de Loisnel, il faut conduire la première incision jusqu'à sa surface. On coupera successivement les divers plans musculo-aponévrotiques qui se présenteront; cette incision donne souvent beaucoup de sang fourni par de grosses veines qui se dessinent en cordons bleuâtres et sinueux sous les téguments ; quand on pourra le faire, on sectionnera ces vaisseaux entre deux pinces hémostatiques. Arrivé sur la tumeur, celle-ci n'ayant habituellement que des adhérences lâches avec les tissus voisins, on peut l'énucléer facilement sans se servir du bistouri ; avec le doigt ou avec une spatule, on rompra les brides celluleuses qui unissent le fibrome aux muscles et aponévroses.

A la face profonde, on procèdera lentement en n'exerçant qu'une pression modeste sur le tissu cellulaire du voisinage pour ne pas déchirer inutilement le péritoine.

Parfois le fibrome a pris naissance dans l'intérieur même des muscles, auxquels il est intimement uni. M. Quénu a présenté à la Société de chirurgie, en 1895, l'observation d'un fibrome développé aux dépens de l'aponévrose antérieure du droit de l'abdomen, et derrière cette aponévrose il y avait une véritable myosite, qui avait déterminé l'adhérence du péritoine à la tumeur. Les fibres musculaires sont altérées, dégénérées et confondues avec le néoplasme; dans ce cas, l'énucléation est impossible, il faut sectionner tous les faisceaux musculaires attenant à la tumeur. Suivant le conseil de M. Tillaux, on commencera la libération du fibrome par son côté interne, puis le soulevant et l'attirant en dehors soit avec une érigne, soit avec des pinces à griffe, et de préférence avec l'extracteur en tire-bouchon de Reverdin, en usage pour sortir les corps fibreux utérins du ventre au cours de l'hystérectomie abdominale, on continuera de sectionner de dedans en dehors les muscles et les aponévroses qui y sont fixés jusqu'à la dénudation complète de la tumeur.

On coupera toujours au ras du fibrome pour sacrifier le moins possible de la paroi abdominale. M. Labbé conseille même, au lieu de sectionner les muscles directement sur la tumeur, de les arracher fibre par fibre, cette manière de faire ayant l'avantage de causer le moins de perte de substance à la paroi. Toutefois, si les muscles sont dégénérés, comme dans le cas de Quénu cité plus haut, il faut réséquer toute la portion musculaire malade.

C'est au cours de cette libération que se produisent souvent de graves hémorrhagies; les vaisseaux sont transformés en sinus qui restent béants à la coupe; il est prudent de les sectionner entre deux ligatures.

La tumeur peut avoir contracté des adhérences avec le péritoine. Si ces adhérences sont lâches, on les détruira par la pression du doigt sans exercer aucune traction sur elles. Souvent elles sont très résistantes, à tel point que la tumeur semble confondue avec la séreuse; quelle conduite doit-on tenir dans ce cas? Jusqu'à présent les chirurgiens faisaient tous leurs efforts pour ne pas ouvrir le péritoine. C'est ainsi que Terrillon par une dissection délicate et laborieuse a pu décoller vingt centimètres carrés de la séreuse sans la léser. Péan recommande le morcellement du fibrome quand on est arrivé aux plans profonds pour disséquer ensuite la séreuse successivement sur de petites surfaces. Les efforts du chirurgien ne sont pas toujours couronnés de succès, car en cherchant à couper les adhérences il peut déchirer le péritoine; ce cas s'est présenté plusieurs fois. La cause en est due soit à la précipitation de l'opérateur, soit à son insistance à vouloir rompre des adhérences trop intimes.

Supposons que la dénudation de la séreuse ait été possible : si la tumeur est volumineuse, quand on réunira les lèvres de la plaie pariétale il se formera un godet péritonéal, suivant la remarque de M. Segond, les tubes à drainage irriteront ce cul-de-sac et les liquides de la plaie s'y accumuleront, double circonstance qui facilitera l'infection et déterminera des accidents de péritonite. Aussi M. Segond, qui avait observé deux cas de mort en 1883 dans le service de Trélat à la suite d'une large dénudation du péritoine est conduit à se demander si dans le cas de fibrome ayant contracté des adhérences très étendues avec le péritoine, il ne serait pas préférable d'ouvrir et de réséquer la séreuse plutôt que de la dénuder aussi largement. Cette opinion avait été exprimée et mise en pratique en 1876 par Sklifossowski; ayant opéré une femme pour un volumineux fibrome de la paroi abdominale, il réséqua la portion du péritoine y attenant, plutôt que de le disséquer, car, dit-il, la nutrition du feuillet séreux ainsi dénudé serait impossible : il y aurait gangrène et issue fatale. Guerrier concluait en 1883, dans sa thèse inaugurale, qu'il était préférable d'aborder franchement le péritoine : « Ces décollements, dit-il, si bien faits qu'ils soient, peuvent malaxer, érailler une séreuse qui demande surtout à ne pas être agacée. Le meilleur bistouri peut s'égarer de quelques millimètres ; il n'en faut pas davantage pour réveiller la susceptibilité du péritoine et pour causer une péritonite par propagation. »

C'est donc la résection du péritoine qui était proposée finalement par tous les chirurgiens qui ont enlevé complètement de gros fibromes largement adhérents.

Résection du péritoine.

Elle a été faite de parti pris et avec des précautions antiseptiques pour la première fois par Esmarch en 1874, qui enleva toute la portion du péritoine adhérent à la base du fibrome. La perte de substance fut assez considérable pour empêcher la réunion des deux lèvres de la plaie péritonéale. Les plans musculaires et la peau furent seuls suturés. Il s'ensuivit une légère éventration. Quelques mois plus tard Sklifossowski à propos d'une grosse tumeur de la paroi abdominale cherche si l'on pourrait pratiquer impunément l'ablation d'une portion considérable de la sangle musculaire préabdominale. Chez deux malades il extirpa un fibrome en enlevant toute la partie des muscles des aponévroses et du péritoine qui adhérait à la tumeur, de sorte qu'il recouvrit les viscères mis à nu au moyen d'un lambeau cutané doublé de son tissu cellulo-adipeux. La plaie se cicatrisa rapidement; les deux malades eurent une éventration considérable à laquelle on put remédier par un bandage abdominal approprié. Sklifossowski fit alors une série d'expériences sur des animaux : chez des chiens de taille différente après avoir relevé la peau et le tissu cellulaire sous-cutané, il excisa toute une moitié du *prelum abdominale* ainsi que le feuillet séreux pariétal correspondant ; la plaie cutanée fut ensuite recousue et recouverte d'un pansement antiseptique. Sur cinq animaux ainsi opérés il constata un fait constant : l'adhérence du grand épiploon avec la face profonde du lambeau cutané, adhérence quis upprimait le contact immédiat entre l'intestin et la surface avivée des téguments ; deux fois seulement l'adhérence du grand épiploon a été incomplète. Dans ces deux cas le manque d'adhérence n'existait que sur une étendue de deux à trois centimètres carrés ; dans l'un de ces cas la face profonde du lambeau cutané était accolée à une anse intestinale, dans l'autre cas au mésentère. Le grand épiploon en se soudant ainsi à la face profonde du lambeau cutané, garantit l'intégrité des mouvements physiologiques de l'intestin ; dans l'expérience où l'on a trouvé une anse intestinale adhérente au lambeau cutané, cette adhérence était très limitée et constituée par un tissu conjonctif lâche qui ne pouvait entraver les déplacements de l'intestin. Enfin quant à l'agglutination constatée entre le mésentère et la peau, si elle est une cause de gêne pour les mouvements de l'intestin, elle est encore préférable à l'accolement direct des anses intestinales à la surface cruentée ; il reste toujours une certaine étendue du mésentère complètement libre qui peut se déplacer.

Sklifossowski se basant sur ce qui vient d'être exposé ci-dessus, émettait les conclusion suivantes :

« 1° Lorsqu'une tumeur maligne se développe dans la paroi abdominale antérieure, on peut enlever la moitié du plan musculaire ainsi que le feuillet séreux pariétal sans exposer la vie des opérés à un danger absolu.

« L'ablation de la moitié du plan musculaire abdominal ne trouble ni les fonctions des organes digestifs, ni celles des organes respiratoires ou circulatoires, si l'on a soin d'appliquer un bandage contentif aussitôt après la cicatrisation de la plaie. »

En 1883, Sänger poussa plus loin encore l'audace chirurgicale; ayant à extirper un fibrome de la paroi abdominale antérieure il fit un large lambeau cutané, puis découpa la tumeur avec une partie des muscles sous-jacents après double ligature des parties musculaires, aponévrotiques et péritonéales à sectionner. Pour fermer la brèche opératoire il sutura la peau en la soulevant pour faire un bourrelet allongé. La malade guérit, mais le plissement cutané n'empêcha pas l'éventration de se montrer pendant les efforts.

Ces documents montrent que dans les cas extrêmes on peut obtenir des succès inespérés, et que si le volume de la tumeur est considérable on peut cependant l'extirper tout entière; mais il faut serrer la tumeur de très près pour enlever le moins possible de substance de la paroi.

Dès que l'ouverture de la plaie péritonéale le permettra, une large compresse aseptique sera glissée entre la face interne du feuillet pariétal et les viscères; cette compresse aura un double avantage: elle empêchera l'issue des anses intestinales et s'opposera à la pénétration du sang dans la cavité abdominale. Quand la tumeur sera enlevée, on fera l'hémostase complète des lèvres de la plaie en liant au catgut ou à la soie tous les vaisseaux ouverts pendant l'opération.

On pratiquera ensuite la suture des bords de la plaie. Si le fibrome était sous-cutané, quelques points de suture au crin de Florence seront suffisants. Si les muscles ont été sectionnés, on rapprochera leurs fibres par une suture au catgut. Enfin si le péritoine a été incisé, on traitera la plaie comme toutes les incisions de laparotomie en réunissant par des sutures au catgut ou à la soie fine les divers plans de la paroi abdominale antérieure. Un dernier cas peut se présenter: il est impossible d'amener au contact les deux lèvres de la plaie péritonéale; on oblitérera la brèche par une suture musculaire. Mais si la paroi musculo-aponévrotique a été excisée avec le péritoine sur une grande étendue comme dans les exemples de Sklifossowski et de Sänger, on formera la paroi avec la peau seule après avoir étalé le grand épiploon au-devant de l'intestin. Cette précaution facilitera la production d'adhérences entre l'épiploon et la paroi et empêchera les anses intestinales de s'accoler au feuillet pariétal cruenté.

Faut-il drainer la plaie? Les auteurs qui ont écrit sur cette question, Labbé dans son traité de fibromes, Leisnel et Haquin dans leurs thèses inaugurales, ont préconisé le drainage. Labbé étudie longuement les accidents dus à la rétention des liquides produits dans la plaie, sang, sérosité ou pus ; il a pu réunir dix-huit observations dans lesquelles des accidents septiques se sont produits, tels qu'érysipèle, suppuration, péritonite, et il démontre que ces accidents sont dus à la suture complète de la plaie. Aussi conclut-il à la nécessité d'assurer l'écoulement des liquides par une ouverture laissée à la partie déclive, ou par de gros tubes à drainage. Ces conclusions étaient régulières à une époque où l'antisepsie n'était pas pratiquée d'après une méthode sévère, mais actuellement cette question a perdu de son importance et la majorité des chirurgiens ne font pas de drainage. Pourquoi mettre un drain? La tumeur ne renferme pas de pus, l'opération a été faite aseptiquement, l'hémostase assurée avant la suture des lèvres de la plaie, il ne doit se produire aucun liquide et la réunion se fera par première intention. Il n'y a rien à drainer et le drain retarderait inutilement la cicatrisation. Un pansement aseptique est placé sur la plaie et un large bandage soutiendra la paroi abdominale. Quand la cicatrisation de la plaie sera complète, on ordonnera à la malade de porter un bandage abdominal approprié pour empêcher l'éventration tardive.

OBSERVATION XVI. — *Fibrome de la paroi abdominale. Extirpation avec ablation du péritoine adhérent. Guérison.* (Observation personnelle.)

Marie L..., âgée de 32 ans, a eu trois enfants. Elle a toujours été bien portante, elle est parfaitement réglée. Son père, âgé de 58 ans, est en bonne santé de même que sa mère, âgée de 52 ans. Elle a sept frères ou sœurs tous bien portants. Dans ses antécédents personnels on note une fièvre typhoïde de peu de gravité à l'âge de 20 ans.

Cette femme est lingère. Son dernier accouchement a eu lieu le 5 août, les suites en ont été normales. Vers le mois d'avril de cette année, alors qu'elle était enceinte de cinq mois, elle s'est aperçue par hasard de l'existence d'une petite tumeur située dans le flanc gauche. La malade pensa que cette grosseur provenait d'une chute qu'elle aurait faite quinze jours auparavant ; elle n'a d'ailleurs souffert que très légèrement de son accident.

Pendant sa grossesse la tumeur s'est développée très lentement et ne lui a causé que des douleurs passagères. Au moment de son accouchement, la tumeur avait le volume d'un œuf de pigeon, mais depuis l'accouchement, elle grossit rapidement en même temps qu'elle est le siège de douleurs vives s'irradiant dans la jambe du même côté.

Cette femme entre à l'Hôpital général, salle Mallard, le 28 septembre 1895.

État actuel. — Tumeur ovoïde allongée dans le sens transversal située dans le flanc gauche, entre l'ombilic et l'épine iliaque antéro-supérieure ; son grand diamètre mesure douze centimètres et son petit diamètre sept centimètres. La peau est saine et glisse facilement. La tumeur est uniformément dure, sa surface est lisse, sans bosselure ; on peut la circonscrire facilement. La malade étant dans le décubitus dorsal et la paroi abdominale relâchée, on constate que la tumeur est mobile dans tous les sens, mais il semble qu'un pédicule la rattache à l'épine iliaque antérieure. Quand on fait contracter les muscles de la paroi la tumeur devient immobile. L'exploration des aines ne permet de sentir aucun ganglion. Le toucher vaginal fait constater l'intégrité et l'indépendance de l'utérus et des ovaires. L'examen des autres organes les montre parfaitement sains. Cette tumeur est le siège de douleurs sourdes avec élancements passagers qui s'irradient dans le membre inférieur gauche. On porte le diagnostic de fibrome de la paroi abdominale et l'ablation proposée à la malade est acceptée.

Opération, le 3 octobre. — Après avoir préparé la malade comme pour une laparotomie : purgatif la veille, lavement le matin ; la malade ayant pris un grand bain savonneux, on désinfecte la région la veille de l'opération, et on applique des compresses antiseptiques sur le ventre.

Éthérisation. Incision de 14 centimètres suivant le grand axe de la tumeur. Après avoir coupé l'aponévrose du grand oblique on constate que le fibrome est nettement enclavé dans la paroi musculaire. On le dissèque de dedans en dehors en coupant les nombreuses fibres musculaires qui viennent s'insérer sur lui. En poursuivant cette énucléation on arrive sur le péritoine qui fait littéralement corps avec la tumeur ; on l'incise en suivant les bords du fibrome, l'épiploon et quelques anses intestinales sont mis à nu. On glisse immédiatement une compresse stérilisée pour protéger les viscères et empêcher leur issue au dehors. On termine rapidement l'extirpation de la tumeur tantôt rompant les adhérences avec la spatule, tantôt avec le bistouri ou le ciseau suivant leur résistance. A la partie inférieure et externe de la tumeur on coupe des fibres musculaires larges de deux centimètres qui, s'insérant sur le fibrome et de là se dirigeant vers l'épine iliaque antéro-inférieure, avaient donné la sensation de pédicule au cours de l'exploration clinique. La tumeur extirpée, on fait l'hémostase au moyen de quelques ligatures et on procède à la suture de la plaie. On fait une suture par étage au catgut d'abord sur le péritoine, puis sur les muscles et sur les tissus fibreux aponévrotiques. On réunit la peau avec du crin de Florence. Pansement compressif. La malade se réveille facilement ; l'opération n'a duré que 35 minutes. Quelques vomissements dans l'après-midi. Le soir, température axillaire, 37°.

Les suites de l'opération ont été très régulières sans aucune élevation de la température et sans douleur du côté de la plaie.

Le 12 octobre on enlève les premiers pansements et les points de suture. La réunion est parfaite. La malade sort complètement guérie le 30 octobre, portant une ceinture abdominale de soutien.

La malade fut revue un an après l'opération, elle était bien portante et n'avait pas d'éventration.

Examen de la pièce. — La tumeur pesait 500 grammes. Recouverte d'une enveloppe fibreuse elle avait contracté à la face profonde des adhérences absolument intimes avec le péritoine. A la coupe elle offrait une surface blanchâtre homogène, très dense, ressemblant en tous points à la coupe d'un fibrome utérin. L'examen histologique montra qu'elle était constituée par du tissu fibreux.

Observation XVII. — *Extirpation d'un fibrome de la paroi abdominale adhérent au péritoine; résection de la séreuse. Guérison.* Ledru, de Clermont-Ferrand. (Observation communiquée au 5e *Congrès français de Chirurgie*, 1891.)

Femme de 27 ans. Huit ans avant son entrée à l'hôpital, à la suite d'un choc léger, était apparue dans l'épaisseur de la paroi abdominale, entre l'ombilic et l'épine iliaque, une tumeur mobile, d'abord grosse comme une noix. Cette tumeur acquit peu à peu le volume du poing. Elle est actuellement ovoïde, légèrement aplatie, elle adhère par son bord externe à l'os iliaque droit, elle s'immobilise par la contraction des muscles abdominaux. Une incision faite à deux travers de doigt de la crête iliaque conduit sur la face antérieure de la tumeur; l'énucléation superficielle se fait aisément, mais profondément le fibrome adhère au péritoine. Ledru incise alors la séreuse sur le bord interne de la masse et achève de dedans en dehors l'extirpation. Le péritoine est suturé au catgut; la plaie drainée à la gaze iodoformée; 48 heures après, la température monte à 38°,5; on enlève la gaze et on installe un drain, la malade est maintenue dans son lit, penchée du côté opéré. La cicatrisation se fit sans aucun autre incident et la malade était guérie un mois après.

Ledru ajoute : Il semble évident que cette tumeur avait débuté au cours de la première grossesse qui remontait à 2 ans. Il n'y avait pas de pédicule proprement dit, mais la masse était reliée à l'épine iliaque par des tractus aponévrotiques condensés. Ledru dut reséquer le péritoine dans l'aire d'une plaque de huit centimètres sur cinq; il était tout à fait impossible de décortiquer la face profonde du fibrome.

Observation XVIII. — (*Société de Chirurgie*, 22 mai 1889.)

M. Kirmisson présente un fibrome calcifié de la paroi abdominale, pesant plus d'un kilogramme. Ce fibrome a été extirpé à un jeune homme de 18 ans chez lequel il était apparu deux ans et demi auparavant. L'ablation a été faite facilement, non toutefois sans quelques ouvertures péritonéales qu'on a pu réunir dans une grande incision de la séreuse qui a été suturée ensuite. Il existait du reste une sorte de dilatation sacciforme très remarquable de la portion du péritoine adhérente à la tumeur.

Observation XIX. — (*Société de Chirurgie*, 19 février 1890.)

M. le Dentu rapporte l'observation d'une femme de 28 ans opérée d'ovariotomie en 1881, revue en 1888 pour une tumeur dure qui s'était produite au niveau de la cicatrice. Cette tumeur avait le volume d'une noix. Sa marche avait été lente; son début remontait à 1882 un an après l'ovariotomie. L'extirpation montra que c'était un fibrome. La guérison fut très rapide.

Observation XX. — (*Société de Chirurgie*, 23 février 1887.)

M. Marteil (de Nantes) communique l'observation d'une tumeur de la paroi abdominale ayant un diamètre de dix-huit centimètres et demi. Cette tumeur, située à deux centimètres de l'ombilic, était superficielle en bas et située plus profondément en haut; elle adhérait en un point au péritoine qui fut réséqué, et suturé au catgut. L'ablation de cette tumeur fut suivie d'une prompte guérison.

Observation XXI. — *Fibrome pur de la paroi abdominale chez l'homme. Extirpation. Guérison.* Hassler de Lyon. (Observation communiquée au *9e Congrès français de Chirurgie*, 1895.)

Jeune soldat présentant à un centimètre au-dessus de l'ombilic une tumeur du volume d'un marron située dans l'intérieur de la gaine du muscle grand droit. Pas de traumatisme antérieur. L'extirpation de la tumeur fut aisée; il n'y avait pas de pédicule. La guérison fut rapide.

CHAPITRE V

Accidents et complications opératoires.

Les complications qui succèdent à l'opération peuvent être immédiates ou tardives ; celles qui se produisent dans les premières heures ou dans les premiers jours qui l'ont suivie, sont le choc opératoire, l'hémorrhagie et la péritonite ; le seul accident éloigné est l'éventration consécutive à une perte de substance étendue de la paroi abdominale.

Le **choc opératoire** est une complication commune à tous les grands traumatismes et à laquelle ne prédispose pas spécialement le fibrome. La longue durée de l'opération, un délabrement considérable causé dans la paroi du ventre mettent le malade dans un état de faiblesse extrême, qui peut déterminer une syncope mortelle. Dans la littérature médicale le cas de Rokitansky est le seul dans lequel le choc opératoire puisse être incriminé comme cause d'issue fatale ; l'extirpation avait duré quatre heures et demie, la tumeur pesait dix-sept kilogrammes, la malade perdit beaucoup de sang au cours de l'opération, la mort survint trente heures après l'ablation du fibrome.

Hémorrhagie. — Dans la majorité des cas l'extirpation des fibromes de la paroi abdominale se fait sans incidents, surtout quand il s'agit de petites tumeurs sous-cutanées qui nécessitent à peine la ligature de quelques vaisseaux peu importants. Mais on peut observer des hémorrhagies graves qui ont deux origines : les veines dilatées qui sillonnent la tumeur, et les artères musculaires qui, se rétractant au sein des muscles, sont très difficiles à saisir. On voit souvent à la surface des gros fibromes un grand nombre de veines qui se dessinent en lignes bleuâtres sous les téguments ; dès la section de la peau et des feuillets cellulaires sous-cutanés, ces veines fourniront une énorme quantité de sang si l'on n'a pu les couper entre deux ligatures. Mais l'hémorrhagie veineuse la plus redoutable est celle qui se produit au cours de la dissection du fibrome. Les adhérences qui relient la tumeur aux tissus voisins sont sillonnées souvent de grosses veines transformées en sinus sans paroi rétractile : « Dans ces cas, dit M. Labbé, soit que l'on incise avec le bistouri, soit que l'on déchire avec la spatule ou avec le doigt, la perte de sang est inévitable, car la pince hémostatique mord quelquefois avec peine sur ces vaisseaux qui sont creusés comme des sinus dans l'épaisseur des tissus fibreux. » Dans ces circonstances il ne faut pas s'attarder à faire l'hémostase avec des pinces ou des ligatures, mais énucléer le néoplasme le plus rapidement possible pendant que les aides munis d'éponges font de la compression sur les points qui saignent. Dès que le fibrome est enlevé l'hémorrhagie veineuse s'arrête d'elle-même.

Une autre source d'hémorrhagie est fournie par les artères musculaires. Dans une observation publiée par Santesson, on lit que la perte de sang fut considérable pendant l'opération tant par la tumeur elle-même et ses nombreux vaisseaux nourriciers venus de l'artère épigastrique et de la mammaire interne, que par la substance musculaire du droit de l'abdomen. Limauge, qui rapporte un des premiers exemples de fibrome de la paroi abdominale, eut à lutter pendant l'opération contre un jet artériel abondant ; l'artère lésée avait le volume de la radiale, il chercha en vain à la lier, à chaque tentative faite pour la saisir soit avec des pinces soit avec le tenaculum, elle fuyait sous l'aponévrose entre cette membrane et le péritoine. Limauge dut avoir recours à la compression digitale ; il fit ensuite appliquer sur la plaie des boulettes de charpie saupoudrée de charbon de bois finement pulvérisé. Dans le cas de M. Duret, Haquin déclare que l'hémorrhagie veineuse était arrêtée par la forcipressure quand le chirurgien fut obligé pour détacher la tumeur de la sculpter dans les muscles droit et oblique, aux dépens desquels elle s'était développée. Au cours de cette dissection l'écoulement du sang se fit en si grande quantité, que M. Duret renonça à l'arrêter pour enlever le plus rapidement possible le néoplasme. La tumeur enlevée, l'hémorrhagie veineuse s'arrêta, mais les artérioles musculaires continuèrent de saigner en abondance ; c'est en vain qu'on fit des lavages à l'eau phéniquée forte, l'hémorrhagie persista ; M. Duret ne put pincer les artères dans le tissu musculaire et laissa dans la plaie un tampon imbibé de perchlorure de fer. Le soir de l'opération il tenta la ligature de ces vaisseaux, mais sans plus de succès.

La vascularisation anormale de ces tumeurs est comparable à celle des corps fibreux utérins dans lesquels les vaisseaux sont développés au point d'y déterminer parfois de véritables souffles perceptibles à l'auscultation. La présence de tissu musculaire dans la tumeur prédispose à l'hémorrhagie. M. Duchaussoy a rapporté en 1885 l'observation d'une femme chez laquelle il extirpa un fibro-myôme de la paroi abdominale pesant 2 kilos; l'hémostase fut difficile à cause des adhérences ; il fut impossible de placer des ligatures et on dut laisser sur les points saignants des pinces hémostatiques pendant vingt-quatre heures.

La nature fibrosarcomateuse de la tumeur est favorable à la production d'hémorrhagie ; car ces tumeurs, moins toutefois que les sarcomes purs, sont très vasculaires ; les éléments embryonnaires y sont en grande quantité et forment une paroi très friable et mince pour les vaisseaux.

Quelle conduite tenir dans le cas d'hémorrhagie sérieuse pendant l'extirpation d'un fibrome ? Convient-il de faire l'hémostase au cours de l'opération, ou bien de passer outre pour achever le plus rapidement possible l'énucléation? L'hémostase complète est très laborieuse sinon impossible ; le sang s'écoule en nappe, venant à la fois des grosses veines et des artères musculaires. Il faudra, pour arrêter le sang, placer une grande quantité de pinces au fur et à mesure que l'on poursuivra la décortication de la tumeur, et cela sera souvent peine perdue, car les tissus friables se déchireront dans les mors de la pince. Il est préférable d'achever le plus rapidement possible l'extirpation, car la tumeur enlevée, l'hémorrhagie veineuse s'arrêtera d'elle-même.

Quant aux artères musculaires, qu'on n'a pu saisir isolément, on fera des sutures en masse de tissu musculaire ; au lieu d'employer les tampons saupoudrés de charbon de bois, à l'exemple de Limauge, on touchera les bords de la plaie avec le thermocautère. Un pansement compressif rapprochera les lèvres de l'incision.

Observation XXII. — *Extirpation d'un fibrome de la paroi antérieure du ventre. Hémorrhagie. Mort.* Rokitansky. (In *Wiener medicinische Presse*, 1880.)

Josepha L..., âgée de 52 ans, entre à l'hôpital Marie-Thérèse le 30 octobre 1879. Elle a eu six enfants; le dernier accouchement remonte à 18 mois. Réglée à 16 ans régulièrement, la ménopause est survenue depuis six mois. Depuis 4 ans la malade a remarqué que son ventre grossissait, depuis 2 ans il n'augmente plus et depuis ce temps elle peut à peine marcher, et ne peut rester debout que très peu de temps et au prix de beaucoup d'efforts. On constate actuellement la présence d'une tumeur solide, qui commence à deux travers de doigt au-dessus de l'ombilic et recouvre les cuisses jusqu'aux genoux. Si la malade écarte les cuisses, la tumeur tombe dans l'écartement. Les deux culs-de-sac vaginaux sont vides, l'utérus est à hauteur normale. Rokitansky fait le diagnostic de kyste ovarique, et le 18 novembre il pratique l'extirpation de cette tumeur. Incision longue de 30 centimètres sur la ligne blanche; une hémorrhagie abondante se fait par de nombreuses veines et artères qui sont saisies avec des pinces. Pour rendre l'extirpation plus facile on prolonge de 15 centimètres l'incision vers l'ombilic. Au cours de la séparation des aponévroses divisées en nombreux feuillets, on lie quantité de vaisseaux dilatés. La tumeur mise à nu fait saillie dans les lèvres de la plaie, c'est une masse solide qu'on libère de ses adhérences tantôt friables, tantôt résistantes et parcourues par d'énormes veines qu'on coupe entre deux ligatures. Quand la tumeur fut libérée sur une grande étendue, on reconnut l'erreur de diagnostic et on vit que c'était un fibrome extra-péritonéal. La dénudation eut lieu après une lutte constante contre des prolongements plus ou moins épais de fascias enfoncés dans les nombreux plis de la tumeur ; il y avait un grand nombre de veines du volume du petit doigt et des artères du volume de la radiale, qu'on sectionna entre deux ligatures. L'ablation complète du fibrome ne fut possible qu'après avoir réséqué dix centimètres carrés du péritoine adhérent. La malade étant très faible, on lui fit des injections sous-cutanées d'éther. Suture de la plaie après drainage.

Le soir de l'opération un léger écoulement sanguin eut lieu par la plaie. Le lendemain la malade mourait à 5 heures.

Autopsie. — Hémorrhagie dans la cavité abdominale qui contenait 150 centimètres cubes de sang liquide fraîchement épanché. La suture transversale du péritoine était déchirée et le sang arrivait dans la cavité d'où avait été extirpée la tumeur. De nombreux vaisseaux artériels et veineux avaient été liés ; anémie universelle.

La tumeur pesait 17 kilogrammes ; elle était constituée par du tissu conjonctif en grande partie lâche, mais plus dur et fibreux par places. Les vaisseaux y étaient très nombreux.

Observation XXIII. — *Fibro-sarcome volumineux de la paroi abdominale. Ablation. Hémorrhagie secondaire. Mort.* Leplat. (In *Bulletin de la Société anatomo-clinique de Lille*, 1886.)

Honorine Q..., âgée de 32 ans, entre à l'hôpital de la Charité le 15 juin 1886, dans le service de M. Duret. Il y a un an elle s'aperçut par hasard de la présence d'une grosseur du volume d'un œuf de pigeon siégeant sur le côté gauche de l'abdomen à 10 centimètres de l'ombilic. Peu à peu cette tumeur augmenta de volume et devint une gêne considérable pour la malade, qui demande à en être débarrassée. L'état général est bon. On constate dans le flanc gauche la présence d'une tumeur s'étendant du rebord des fausses côtes à la racine de la cuisse. Cette tumeur a la forme d'un gâteau ovoïde, de consistance dure, parsemée de nombreuses veines à sa surface cutanée. Il n'y a pas d'adhérences au squelette; la peau est mobile à sa surface, la contraction musculaire immobilise la tumeur.

Opération, le 23 juin. — Incision curviligne à la partie inférieure de la tumeur qui est très vasculaire : les veines nombreuses qui la sillonnent sont transformées en larges sinus qui donnent lieu à une hémorrhagie abondante. On cherche alors à énucléer le fibrome par son bord inférieur, mais on est obligé de le sculpter dans les muscles droit et oblique ; à ce moment l'hémorrhagie se produit si considérable et sur une surface si étendue, que le chirurgien se voit forcé de la négliger pour enlever au plus vite la tumeur ; on sectionne le péritoine adhérent. L'écoulement sanguin s'arrête en partie ; il reste une hémorrhagie en nappe qu'on arrête par des lavages à la solution forte d'eau phéniquée. On suture le péritoine et la plaie pariétale. Après l'opération la malade est très pâle. Deux heures plus tard son pouls n'était pas remonté. La malade avait eu plusieurs syncopes; le pansement était légèrement teinté de sang. On fit une légère compression au niveau de la plaie.

Le soir à 8 heures, température 36°, le pansement est tout imbibé de sang, on l'enlève et on voit le sang sourdre à travers les lèvres de la plaie. Le chirurgien coupe les sutures et trouve une poche contenant un caillot gros comme le poing; de petites artères musculaires donnaient en plusieurs endroits et profondément. Les ligatures furent infructueuses et on fut obligé, pour prévenir un accident immédiat, de laisser dans la plaie une petite éponge imbibée de perchlorure de fer étendu d'eau.

14 juin. Nuit mauvaise. Température 39°. Le chirurgien enlève le tampon hémostatique et fait encore plusieurs ligatures de vaisseaux musculaires ; l'hémostase est insuffisante, on laisse un nouveau tampon. La malade meurt à midi.

Autopsie. — Les bords de la plaie péritonéale sont parfaitement affrontés; on observe seulement une vascularisation plus prononcée de la séreuse environnante. L'utérus contient un fœtus de deux mois.

L'examen microscopique montre que la tumeur appartient à la classe des fibrosarcomes ; les vaisseaux de la tumeur volumineux, dépourvus de parois contractiles, restent béants après la section, à cause de la continuité avec le tissu du fibrosarcome.

Observation XXIV. — *Fibrome de la paroi abdominale antérieure. Hémorrhagie veineuse au cours de l'opération. Guérison.* Billroth. (D'après Labbé.)

Mme B..., âgée de 24 ans, présente une tumeur volumineuse occupant le flanc droit. Au cours de l'opération il se produit par les veines sous-cutanées une abondante hémorrhagie qui ne s'arrête que par la ligature. Quand on arrache la tumeur de la gaine du muscle droit à laquelle elle adhère, l'hémorrhagie se reproduit. Ablation rapide du fibrome en excisant le péritoine adhérent. Suture de la plaie. Guérison.

Observation XXV. — *Fibrome de la paroi abdominale.* Limauge, 1850. (In *Gazette des hôpitaux.*)

G..., âgé de 55 ans, présente une grosse tumeur de la paroi abdominale. Son état général s'est débilité tant à cause des douleurs qu'il éprouve que par le fait de la compression profonde sur l'estomac et les intestins. Au moment de l'opération la tumeur a le volume d'une tête d'enfant ; elle est dure, bosselée, recouverte d'une peau profondément altérée.

On pratique l'extirpation en faisant au centre du néoplasme une incision circulaire de douze centimètres sacrifiant la peau altérée qui le recouvre. On détache progressivement le fibrome des muscles et des aponévroses auxquels il adhère, et le péritoine est préservé de toute atteinte ; au cours de l'opération se produit un jet artériel abondant. L'artère lésée avait le volume de la radiale, et on supposa qu'elle était une des branches de la mammaire interne au niveau de sa jonction avec l'épigastrique, branche qui se serait anormalement développée pour la nutrition de la tumeur. On chercha en vain à la lier, à chaque tentative pour la saisir, elle fuyait sous l'aponévrose entre cette membrane et le péritoine. Le sang coulait abondamment, le malade perdait visiblement ses forces. Pendant qu'un aide faisait de la compression, on fit pulvériser finement du charbon de bois dont on saupoudra des boulettes de charpie, elles furent successivement appliquées les unes sur les autres a l'endroit d'où partait le sang ; ces boulettes furent assez nombreuses pour offrir une épaisseur de trois travers de doigt. Des compresses graduées furent superposées, et un bandage compressif appliqué pour maintenir l'appareil. Dès ce moment l'hémorrhagie s'arrêta et ne se reproduisit plus. On ne tenta pas la réunion. La plaie suppura et la guérison complète eut lieu au bout de deux mois.

Complications infectieuses. — Avant que les méthodes antiseptique et aseptique ne fussent appliquées aux opérations chirurgicales, on voyait succéder à l'extirpation des fibromes de la paroi abdominale de nombreuses complications de forme et d'intensité différentes, relevant toutes de l'infection. La proximité du péritoine les rendait particulièrement dangereuses, souvent mortelles. Quelquefois la réunion des deux lèvres de la plaie se faisait par première intention, mais la plupart du temps le chirurgien ne cherchait qu'une réunion secondaire. Souvent un abcès se développait dans les lambeaux, et le pus fusait tantôt vers les téguments, tantôt vers le petit bassin en décollant le fascia propria et venait s'écouler dans le vagin, comme le cas de Billroth nous en donne un exemple dans lequel la guérison n'eut lieu qu'après l'ouverture des deux abcès dans le cul-de-sac postérieur du vagin.

Érysipèle. — L'érysipèle a été observé plusieurs fois avec son cortège de symptômes alarmants; la température s'élevait à 39° et 40°, le malade était courbaturé, ayant de l'insomnie, du délire; la langue était saburrale, la soif intense; mais chaque fois l'infection s'arrête et la guérison fut simplement retardée. Nous citerons les deux cas de Bouchacourt où l'érysipèle se déclara le deuxième jour de l'opération sur le bord de la plaie et se propagea à la poitrine, et celui de Nicaise dans lequel, malgré l'emploi de pansements phéniqués, survint le sixième jour de l'opération un érysipèle qui fut de peu de gravité.

Péritonite. — La péritonite est la complication la plus dangereuse de l'extirpation des tumeurs fibreuses de la paroi de l'abdomen; avant la découverte de l'antisepsie elle a déterminé presque invariablement la mort des opérés chaque fois que le péritoine fut intéressé; aussi les chirurgiens faisaient-ils tous leurs efforts pour ne pas léser la séreuse et préféraient laisser au fond de la plaie une portion de la tumeur plutôt que de pénétrer dans la cavité abdominale. Plus audacieux, Langenbeck, en 1850, incisa de propos délibéré le péritoine pour enlever le fibrome en entier, mais la malade mourait de péritonite quelques jours plus tard; en 1856 il recommença la même tentative, mais sans plus de succès. Esmarch en 1859, au cours de l'extirpation d'un fibrome réséqua le péritoine adhérent et trois jours après la malade mourait de péritonite. Nélaton, en 1862, ouvrit pour la première fois le péritoine sans accidents, un bouchon épiploïque obtura la petite incision. Esmarch, en 1865, au cours de l'énucléation d'un fibrome ouvrit « une cavité qui était peut-être celle du péritoine », la malade guérit après l'évolution d'une péritonite locale.

L'étiologie des accidents péritonéaux est facile à établir; l'infection dans ces cas était directe, venant à la fois des mains du chirurgien et des instruments dont il s'était servi. L'origine de ces accidents a été longtemps méconnue; ne connaissant pas les agents de la suppuration, les chirurgiens signalaient comme cause de ces accidents la rétention des liquides dans la plaie. Billroth, en 1873, est le premier qui exprime la crainte de voir les liquides séjourner dans la cavité anfractueuse produite par l'ablation d'une tumeur fibreuse. M. Guyon, en 1875, développa les mêmes idées et, en 1885, M. Le Dentu, à la Société de chirurgie, insista sur la grande nécessité du drainage à établir dans les points déclives. Enfin Labbé et Remy, dans leur *Traité des fibromes*, consacrent un chapitre important aux accidents de rétention et à leur traitement.

Chaque fois que le péritoine est infecté on voit les accidents s'annoncer brusquement et suivre une marche inflammatoire bien caractérisée. Un frisson violent marque le début; une douleur aiguë, d'abord localisée, s'étend rapidement à l'abdomen; le visage est grippé et reflète la souffrance. Des vomissements se montrent de bonne heure, alimentaires, puis bilieux et verdâtres. On observe quelquefois de la diarrhée profuse, mais le plus souvent c'est la constipation qui accompagne ces accidents. Le ventre est ballonné, les urines sont rares et colorées, le pouls est fréquent et petit, la température très élevée. L'intelligence s'altère et à la fin il y a du délire et du coma. La mort termine vers le quatrième jour ce complexus symptomatique. A l'autopsie, on n'observe le plus souvent qu'une vascularisation plus ou moins intense de toute la surface péritonéale, tant les accidents ont été précipités. L'épiploon, le mésentère, les anses intestinales sont injectés et rouges; quelquefois les anses intestinales sont agglutinées entre elles par des exsudats jaunâtres étalés sur la surface péritonéale. On n'a presque jamais observé la formation de pus dans l'excavation pelvienne, ni dans les flancs.

Parfois les symptômes sont moins intenses, la douleur est localisée dans une région de l'abdomen et la péritonite est circonscrite d'emblée ; si à ce moment on coupe les sutures, il se fait une abondante évacuation de pus par la plaie et tout rentre dans l'ordre. C'est la conduite que suivit Huguier dans un cas où trente-six heures après l'opération le ventre était ballonné, la température élevée, le pouls rapide, la respiration anxieuse et précipitée; Huguier coupa la suture faite à la peau et il sortit du pus et de la sérosité sanguinolente, la malade guérit.

Actuellement, si l'opération est faite aseptiquement, on n'observera pas de péritonite consécutive. Cependant, si les symptômes dénotaient une infection de la plaie, on fera la laparotomie immédiatement suivie d'un lavage de la cavité abdominale avec une solution stérilisée de chlorure de sodium à 5/1000; on établirait ensuite un drainage avec de la gaze iodoformée. On ferait avantageusement en même temps des injections intra-veineuses ou sous-cutanées de sérum artificiel.

Observation XXVI. — *Extirpation d'un fibrome kystique de la paroi abdominale.* Weinlechner, 1883. (D'après Labbé.)

P..., âgée 34 ans, réglée à 16 ans, a eu trois enfants. Il y a six ans, elle remarqua dans le flanc gauche une tumeur de la grosseur d'un œuf de poule, qui s'était développée sur les côtes; celle-ci resta sensiblement stationnaire pendant cinq ans, puis elle grossit rapidement et devint gênante par son poids. A son entrée à l'hôpital la malade portait une tumeur située dans le flanc gauche et s'étendant des fausses côtes à l'os iliaque. La surface de la tumeur était bosselée sans fluctuation.

Laparotomie le 15 janvier 1881, en employant le spray au thymol et les précautions connues alors d'antisepsie. La séparation de la tumeur des parties voisines fut difficile et donna lieu à une hémorrhagie importante. Après l'extirpation du fibrome on enleva le sang tombé dans la cavité abdominale, on mit des drains et on fit deux plans de suture, pansement de Lister.

Le lendemain se montrèrent des symptômes de péritonite; la malade vomit continuellement et mourut 43 heures après l'opération.

Autopsie. — Le péritoine était couvert de lamelles fibrineuses; les anses intestinales étaient soudées entre elles par des exsudats. La tumeur pesait 8,400 grammes; elle était multilobée, formée de tissu conjonctif et de tissu fibreux; elle était creusée de deux espaces kystiques.

Observation XXVII. — *Tumeur fibreuse de la paroi abdominale antérieure. Extirpation. Péritonite. Mort.* Gaucher. (In *Bulletin Société anatomique*, 1881.) Service du professeur Verneuil.

Marie C..., âgée de 28 ans, a eu deux enfants. Il y a deux ans, elle s'est aperçue de l'existence d'une petite tumeur dure qui occupait la paroi antérieure de l'abdomen sur la ligne médiane, à égale distance entre l'ombilic et le pubis. Actuellement cette tumeur a le volume des deux poings; elle est arrondie, partout très dure et mobile. La peau glisse facilement sur elle.

Opération, le 14 novembre. — L'extirpation fut facile; la face profonde adhérait largement à la ligne blanche qu'il fallut réséquer dans l'étendue de 3 centimètres et aussi à la gaine du muscle droit dont les fibres étaient étalées sur la tumeur; le tissu cellulaire sous-péritonéal fut mis à nu. Sutures au catgut des parties profondes; sutures superficielles de la peau. Des drains furent placés aux extrémités de la plaie et le pansement de Lister fut appliqué dans toute sa rigueur.

Le lendemain le ventre est ballonné et douloureux; le visage est grippé, le pouls fréquent: la malade a vomi ses boissons pendant la nuit; T. 38°.

16 novembre. Vomissements bilieux; le ventre est plus tendu; T. 38°,3.

Le 17. Les symptômes s'aggravent, l'état général est mauvais, la respiration est anxieuse. Les vomissements sont continuels; la malade meurt le 18 novembre à six heures du matin.

Autopsie. — On trouve une petite quantité de sérosité dans la cavité abdominale et une couche sanguinolente accumulée dans le cul-de-sac rétro-utérin. Le péritoine est très vascularisé; les anses intestinales sont couvertes de fausses membranes.

Observation XXVIII. — *Tumeur fibreuse de la paroi abdominale. Opération. Péritonite. Mort.* Damalix. (Thèse de Paris, 1880). Service du professeur Trélat.

Femme de 32 ans, sans antécédents pathologiques. Elle présente dans le flanc droit une tumeur ovoïde du volume du poing. Cette tumeur est dure, mobile, peu douloureuse à la pression. Si l'on fait contracter les muscles de la paroi abdominale, la tumeur devient fixe et son immobilité est absolue.

Opération, le 16 janvier 1888. — Une incision verticale sur le sommet de la tumeur permet d'arriver facilement jusqu'à elle; la décortication est faite sans léser le péritoine. Lavages de la plaie à la solution phéniquée à 5 0/0. On fait deux points de suture profonds et dix points de suture superficiels. Pansement de Lister.

17 janvier la langue est saburrale, la soif vive.

Le 18, la nuit a été agitée, pouls rapide.

Le 19, la malade est anxieuse, la langue est sèche, la voix est cassée, les yeux excavés, le ventre est ballonné et douloureux à la pression. La mort survient le 21 janvier.

Observation XXIX. — *Fibrome de la paroi abdominale. Extirpation. Péritonite. Mort.* Damalix (Th. de Paris). Service du professeur Trélat.

Mme S..., âgée de 26 ans. Bonne constitution. Deux accouchements. Au mois de février 1883 la malade s'aperçoit de la présence d'une tumeur dans le côté droit de l'abdomen.

Elle entre dans le service de Trélat au mois d'octobre. La tumeur occupe alors la partie supérieure et latérale droite de la paroi abdominale. Tumeur ovoïde, dure, non lobulée; elle est rendue immobile par la contraction des muscles de la paroi. Les douleurs occasionnées par cette tumeur avaient un caractère névralgique très accentué et revenaient avec une fréquence extrême dans les derniers temps.

Opération, le 12 novembre 1883, pratiquée sous le spray phéniqué. Incision verticale sur le grand axe de la tumeur, divisant la peau, le tissu cellulaire, puis la gaîne du muscle droit dans laquelle elle semble contenue. On dissèque le fibrome au milieu de ses adhérences sans ouvrir le péritoine. La plaie est lavée à l'eau phéniquée à 5 0/0; des points de suture sont faits après drainage, on applique un pansement de Lister.

Des accidents abdominaux se manifestent le troisième jour, et la malade meurt de péritonite le sixième jour après l'opération.

OBSERVATION XXX. — *Fibrome de la paroi abdominale. Extirpation. Péritonite. Mort.* Observation prise par HARTMANN dans le service de BRUN. (In *Archives de gynécologie*, 1886.)

Mme X..., âgée de 27 ans, entre le 9 septembre 1886 à Lariboisière. Elle a eu quatre enfants. Il y a un an elle a remarqué au niveau de la partie latérale droite du ventre, un peu au-dessus de l'arcade crurale, l'existence d'une tumeur, qui, depuis, s'est développée graduellement. Actuellement ses dimensions sont telles que la malade ne peut rester debout à cause de son poids. Cette tumeur est grosse comme deux têtes d'adulte juxtaposées ; elle est convexe en avant, irrégulière, bosselée. Les veines sont dilatées et saillantes à sa surface. La tumeur est dure, mobile dans tous les sens ; mais elle est absolument fixée par la contraction des muscles grands droits.

Opération, le 25 septembre. — On fait sur la ligne médiane une incision étendue de l'appendice xiphoïde au pubis, on énucléé lentement le néoplasme en le faisant basculer en dehors ; on sectionne toutes les adhérences qui le relient aux muscles et au péritoine. Après l'application de quelques ligatures, la paroi musculo-péritonéale est suturée aussi exactement que possible. On met deux drains. Pansement compressif de Lister.

Le lendemain la malade a des nausées et quelques vomissements ; les jours suivants les symptômes de péritonite s'accentuent et la malade meurt quatre jours après l'opération.

A l'autopsie, on trouve un gros caillot cruorique au-devant de la masse intestinale ; les anses intestinales sont très vascularisées. La tumeur pesait six kilogrammes. L'examen histologique montra qu'il s'agissait d'un fibrosarcome avec une grande prédominance d'éléments embryonnaires jeunes dont la présence expliquait la marche rapide de la tumeur.

Éventration. — L'éventration peut apparaître immédiatement après l'extirpation du fibrome quand le chirurgien a enlevé une telle étendue de la sangle musculaire que la peau reste seule pour recouvrir les viscères. C'est ce qui advint dans les deux observations de Sklifossowski et dans celle de Sänger, où toute une moitié de la paroi abdominale fut réséquée ; il y eut une énorme éventration.

Mais indépendamment de cette complication immédiate, prévue, il peut se produire une éventration tardive bien que la perte de substance de la paroi abdominale soit peu étendue. La cicatrice opératoire peut avec le temps céder sous l'impulsion des viscères ; il en résulte une hernie abominale, une éventration. La résistance de la cicatrice est plus ou moins longue ; tantôt la rupture se fait dans les premiers mois qui suivent l'opération, tantôt elle n'a lieu qu'un ou deux ans plus tard. Cet accident est assez fréquent ; M. Labbé a rassemblé dix cas d'éventration dus à Dittel, Ebner, Esmarch, Boye, Gosselin, Bard, Sklifossowski (deux cas), Sänger, Lucas-Championnière ; à ces faits on peut joindre l'observation de Verneuil rapportée dans les thèses de Maksoud-Cherbetian et de Turner, ce qui donne un total de onze éventrations.

Quelle est la cause de cette complication ? Deux fois déjà cette question a été soulevée à la Société de chirurgie, en 1878 et en 1885. Présentant à la Société en 1878 une tumeur fibreuse dont l'extirpation ne fut pas suivie d'éventration, Nicaise exposa ainsi la méthode qu'il avait employée : « J'ai pratiqué une suture exacte avec des fils d'argent, et je l'ai maintenue avec de petits cylindres de coton appliqués de chaque côté. Il s'est produit à un certain moment une traction des lèvres de la plaie, que j'ai combattue avec une suture sèche composée de bandes collodionnées. J'ai pu ainsi prévenir l'écartement et obtenir une cicatrice linéaire. J'ai cependant pris la précaution de faire porter une ceinture, et aujourd'hui cette femme est complètement guérie. » En 1886, Nicaise fit une deuxième présentation de fibrome de la paroi abdominale avec ablation et guérison ; cette fois il avait employé la suture à étages. Dans notre observation personnelle, le chirurgien fit aussi la suture à étages, employant le catgut pour le péritoine et les muscles, le crin de Florence pour la peau ; la malade, revue un an et demi après l'opération, était bien portante. Doit-on conclure de ces faits que la suture musculaire est la condition essentielle du succès ? Il ne le semble pas, car Labbé déclare que huit personnes qu'il a opérées, revues longtemps après l'opération n'avaient pas d'éventration malgré l'absence de sutures musculaires. La question n'est donc pas jugée, cependant il nous semble utile de faire des sutures à étages quand les lambeaux peuvent être réunis avec tous les éléments de la paroi.

Récidive. — La récidive des fibromes après ablation partielle n'a rien de surprenant : la portion laissée par le chirurgien reproduit la tumeur primitive. Ce fait a été observé plusieurs fois : les observations de Gosselin et d'Esmarch le prouvent.

La récidive peut-elle être constatée après une ablation complète du fibrome ? A une certaine époque cette question aurait paru insolite, car les fibromes étant des tumeurs bénignes ne doivent pas se reproduire quand on les a enlevés totalement. Mais depuis lors de nombreuses observations ont montré ce qu'il y avait de trop absolu à vouloir établir un rapport étroit entre l'évolution d'une tumeur et sa structure. On a vu que des tumeurs réputées bénignes telles que les adénomes, les enchondromes, les fibromes, pouvaient à un moment donné se comporter comme des tumeurs de mauvaise nature, qu'elles étaient susceptibles d'envahir les tissus, d'en dissocier les éléments et de se généraliser. Billroth et Quénu déclarent qu'il n'y a pas en réalité de bénignité et de malignité absolues.

Dans l'histoire des fibromes de la paroi adominale nous constatons en effet plusieurs récidives. En 1867, Jahresber opéra un fibrome du flanc droit, qui récidiva huit années après au niveau d'une intersection du muscle droit. Dittel enleva un fibrome qui s'était reproduit après une première extirpation.

D'ailleurs, une communication faite par M. Berger à la Société de chirurgie, le 9 mai 1894, sur un fibrome de l'index ayant récidivé, montre d'une façon péromptoire que les tumeurs dites bénignes peuvent se comporter comme des tumeurs malignes. Il s'agissait d'un jeune homme de 24 ans qui vint consulter M. Berger pour une affection récidivante dont il avait ressenti la première atteinte 18 ans auparavant. A cette époque en effet, il vit se développer au niveau de l'index de la main gauche une tumeur dure qui avait augmenté graduellement et qui, un an après, avait nécessité la désarticulation du doigt malade. Quelques mois plus tard, une récidive se produisit au niveau de la partie inférieure du deuxième métacarpien et trois ans après on pratiqua l'ablation du métacarpien malade. Six ans plus tard, le malade vit se reproduire dans l'espace interosseux correspondant une tumeur dure comme les précédentes, et cette tumeur finit par devenir assez douloureuse pour que le patient réclamât la désarticulation de l'épaule afin d'obtenir une guérison définitive. M. Berger pratiqua l'amputation de l'avant-bras au tiers inférieur. Or, le malade avait conservé dans l'alcool son index et son métacarpien ; l'examen histologique en fut fait au laboratoire de M. Cornil. On constata que la tumeur primitive et celle qui correspondait à la première récidive étaient constituées par du fibrome pur, alors que dans la deuxième récidive il s'agissait d'un sarcome fasciculé.

Cette observation démontre, comme le dit M. Quénu, que la bénignité du fibrome n'est que relative et qu'il n'y a pas de différence en réalité entre un fibrome et un sarcome ; un fibrome peut rester bénin pendant vingt ans et donner tout à coup naissance à un processus sarcomateux à marche rapide.

Ces observations nous confirment dans notre opinion que le seul traitement rationnel des fibromes de la paroi abdominale est l'extirpation précoce et totale.

CONCLUSIONS

I. — Tout fibrome de la paroi abdominale antérieure doit être extirpé le plus tôt possible. Le volume de la tumeur, l'âge avancé du malade, la grossesse, la cachexie même, si elle reconnaît pour origine l'existence du fibrome, ne sont pas des contre-indications.

II. — La tumeur sera extirpée en totalité. Si elle adhère au péritoine on réséquera la séreuse dans toute l'étendue des adhérences. Les adhérences intimes avec les anses intestinales et les vaisseaux iliaques seront disséquées aussi loin que possible sans léser toutefois ces organes.

III. — Une hémorrhagie abondante peut se montrer au cours de l'opération; elle est causée par la blessure des gros sinus vasculaires qui sillonnent l'enveloppe des fibromes, et par la section des artères musculaires. Pendant que les aides feront de la compression on enlèvera la tumeur le plus rapidement possible; après l'ablation du fibrome, l'hémorrhagie veineuse s'arrêtera d'elle-même, on fera des ligatures sur les artères musculaires.

IV. — L'ablation totale d'un fibrome de la paroi abdominale exige souvent l'ouverture du péritoine; aussi devra-t-on faire cette opération avec les précautions d'antisepsie et d'asepsie employées pour une laparotomie.

V. — Après l'ablation du fibrome on fera une suture à étages des différents plans de la paroi. Si l'on ne peut rapprocher les lèvres de la plaie musculo-péritonéale on étendra le grand épiploon au-devant des anses intestinales avant de suturer la peau.

VI. — Pour prévenir l'éventration il est utile de faire porter aux opérés une ceinture abdominale.

VII. — La récidive est extrêmement rare.

BIBLIOGRAPHIE

1850. **Sappey**. — *Gazette des hôpitaux*, janvier, p. 29.
Lirnauge. — *Gazette des hôpitaux*, février, p. 79.
Langenbeck. — *Deutsche Klinik*, p. 922.
Langenbeck. — *Deutsche Klinik*.
1851. **Bouchacourt**. — *Gazette des hôpitaux*.
1855. **Santesson**. — *Dublin medical Journal*.
1856. **Paget**. — *The Lancet*.
Langenbeck. — *Archiv f. Klinische Chirurgie*.
1860. *Bulletin de la Société de chirurgie*. Observations d'HUGUIER.
1861. **Bodin**. — Thèse de Paris.
1862. **Nélaton**. — *Gazette des hôpitaux*, février, p. 77.
1864. *Bulletin de la Société de chirurgie*. ÇHAIRON.
1865. **Cornils**. — Thèse de Kiel.
1868. **Buntzen** (de Copenhague). — *Hospital Tidende*
Sydow (de Gôfle).
1869. **Laroyenne**. — *Gazette des hôpitaux*, p. 450.
1870. **Baker-Brown**. — *Medical Times and Gazette*, 8 janvier.
1873. **Panas**. — *Gazette des hôpitaux*, p. 677.
Labbé. — *Société de chirurgie*.
1874. **Després**. — *Dictionnaire de Jaccoud*.
1875. **Guyon**. — *Bulletin de la Société de chirurgie*.
Suadicani. — Thèse de Kiel.
Tillaux. — *Société de chirurgie*.
1876. **Salesses**. — Thèse de Paris.
1877. **Bard**. — *Lyon médical*.
Guyon. — *Tribune médicale*.
1878. **Gaucher**. — *Bulletin de la Société anatomique*.
Nicaise. — *Revue de chirurgie*.
Letailleur. — *Revue de chirurgie*.
Després. — *Société de chirurgie*.
1879. **Grätzer**. — Thèse de Breslau.
Ludwig Ebner. — *Berliner Klin. Wochens.*, p. 528.
1880. **Péan**. — *Diagnostic et traitement des tumeurs de l'abdomen*. Paris.
Reisz. — *Jahresber. Wirchow's*, p. 297.
Rokitansky. — *Wiener medical Presse*.
Bouilly. — Thèse d'agrégation. Paris.
1881. **Verneuil**. — *Bulletin de la Société anatomique*.
1882. **Sklifossowski** (Saint-Pétersbourg). — *Vratch*, n° 18.
1883 **Guerrier**. — Thèse de Paris.
Gillette. — *Société de chirurgie*.

1884. **Macksoud-Cherbetian.** — Thèse de Paris.
Sklifossowski. — *Vratch*, n° 38.
Sänger. — *Archiv. f. Gynækologie*. Band 24.
Bruntzel. — *Deutsch. Medical Wochens.*, n° 25.
1885. **Le Dentu.** — *Société de chirurgie.*
1886. **Damalix.** — Thèse de Paris.
Brun. — *Archives de gynécologie et d'obstétrique.*
Daniel Mollière. — *Gazette des hôpitaux.*
Terrillon. — *Bulletin général de thérapeutique.*
1887. **Monteil.** — *Société de chirurgie.*
Peyrot. — *Manuel de pathologie externe.*
1888. **Labbé** et **Remy.** — *Traité des fibromes de la paroi abdominale antérieure.*
Le Bec. — *Gazette des hôpitaux.*
Terrillon. — *Archives générales de médecine.*
Tillaux. — *Traité de chirurgie clinique.*
Tillaux — *Annales de gynécologie et d'obstétrique.*
Loisnel. — Thèse de Paris.
Segond. — *Gazette des hôpitaux*, 10 juillet.
Haquin. — Thèse de Paris.
1889. **Kirmisson.** — *Société de chirurgie.*
1891. **Ledru.** — 5e *Congrès français de chirurgie.*
1893. **Témoin.** — 7e *Congrès français de chirurgie.*
1894. **Ribemont-Dessaignes** et **Lepage.** — *Précis d'obstétrique.*
Berger. — *Société de chirurgie.*
Verneuil et **Quénu.** — *Société de chirurgie.*
1895. **Michaux.** — *Traité de chirurgie.*
Reclus. — *Société de chirurgie.*
Turner. — Thèse de Paris.
Congrès français de chirurgie, HASSLER.

IMPRIMERIE LEMALE ET Cie, HAVRE

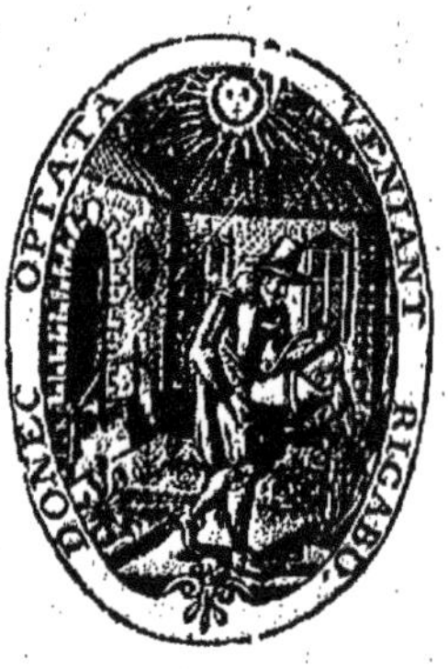

IMPRIMERIE LEMALE ET Cie, HAVRE

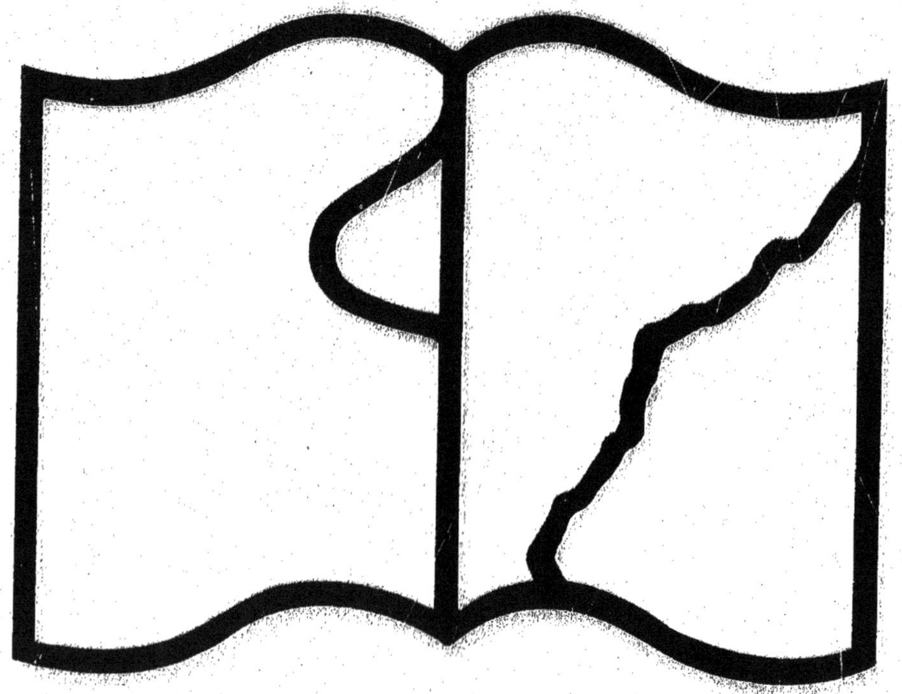

Texte détérioré — reliure défectueuse

NF Z 43-120-11

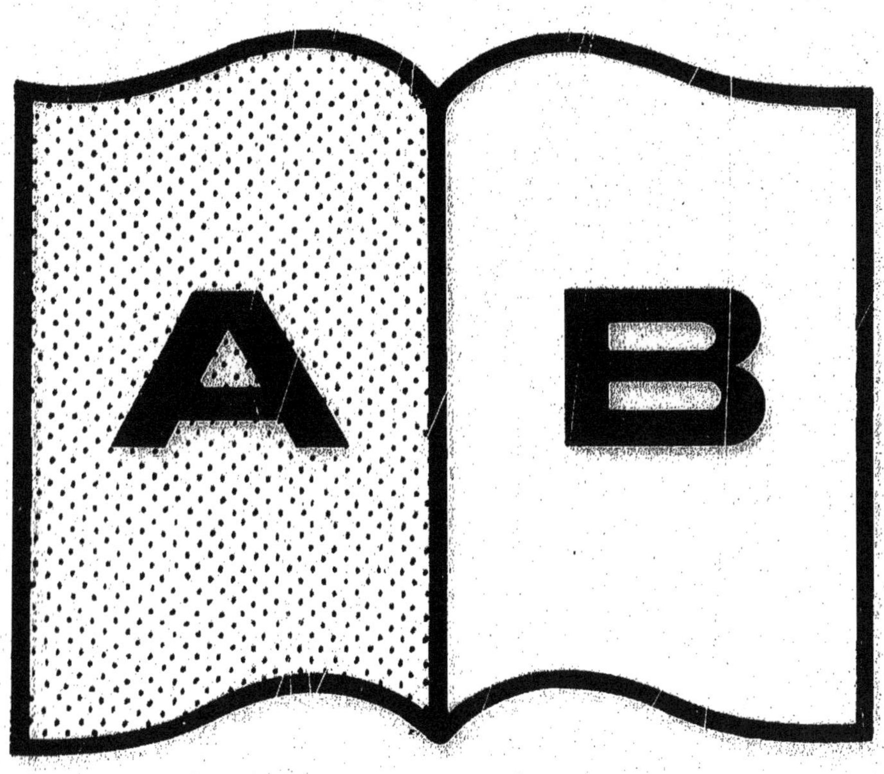

Contraste insuffisant

NF Z 43-120-14

www.ingramcontent.com/pod-product-compliance
Ingram Content Group UK Ltd.
Pitfield, Milton Keynes, MK11 3LW, UK
UKHW020211200726
13856UKWH00004B/1311